Gottlob gibt's das Mikroskop

Wolfgang Remmele

Gottlob gibt's das Mikroskop

Eine Pathologie in Reimen

3., überarbeitete und erweiterte Auflage

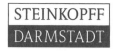

Anschrift des Autors:
Professor Dr. med. Wolfgang Remmele
ehem. Institut für Pathologie
Dr. Horst-Schmidt-Kliniken
Klinikum der Landeshauptstadt Wiesbaden
Ludwig-Erhard-Straße 100
D-65199 Wiesbaden

ISBN 3-7985-1378-3 Steinkopff Verlag Darmstadt

Bibliografische Information Der Deutschen Bibliothek
Die Deutsche Bibliothek verzeichnet diese Publikation in der Deutschen Natio-
nalbibliografie; detaillierte bibliografische Daten sind im Internet über <http://
dnb.ddb.de> abrufbar.

Steinkopff Verlag Darmstadt
ein Unternehmen der BertelsmannSpringer Science+Business Media GmbH

http://www.steinkopff.springer.de

© Steinkopff Verlag Darmstadt 1994, 1995, 2003
  Printed in Germany

Umschlaggestaltung: Nesrin Schlempp-Ülker, Grafik/Design, Fachhochschule
Wiesbaden und Erich Kirchner, Heidelberg
Redaktion: Sabine Ibkendanz   Herstellung: Klemens Schwind
Satz: K + V Fotosatz GmbH, Beerfelden

SPIN 10902813   85/7231-5 4 3 2 1 0 – Gedruckt auf säurefreiem Papier

Vorwort zur 3. Auflage

Die 2. Auflage dieses „Lehrbuches" ist seit längerem vergriffen. Da immer wieder (oder auch: immer noch) interessierte Kollegen nach ihm fragen, hat sich der Verlag entschlossen, eine 3. Auflage auf den Markt zu bringen. Um die bisherige Erfolgsgeschichte nach Möglichkeit fortzusetzen, habe ich – wie es sich für ein solches Buch gehört – den Text überarbeitet und dort, wo sich wesentliche Neuerungen ergeben, geändert und ergänzt. Einige zeitbezogene Beiträge, vor allem diejenigen über Politiker der 80er und 90er Jahre, über die Jagd und über die Berufspolitik, wurden gestrichen. Dafür sind vier umfangreiche neue Kapitel hinzugekommen [Hernien, Meniskopathie, Gicht, Gastroösophageale Refluxkrankheit (GERD) und Barrett-Schleimhaut (CELLO)]. Das große Kapitel „Die Helicobacter-pylori-Story" wurde aktualisiert und ergänzt.

Aus den Rezensionen der beiden ersten Auflagen, gerade auch durch Medizinstudenten, hat sich herauskristallisiert, dass das Buch in gewisser Weise als echtes „Lehrbuch" empfunden wird, aus dem bestimmte Abschnitte den Inhalt der klassischen Lehrbücher ergänzen können – vielleicht besonders wegen seiner lockeren Darstellungsweise der behandelten Themen. Das war für mich eine ganz unerwartete Bewertung, mit der ich niemals gerechnet hätte. Ich habe sie als Herausforderung verstanden, Inhalt und Gestaltung der neuen Kapitel stärker als bisher dieser Erwartungshaltung anzupassen. Natürlich wäre es absurd, das Buch zusammen mit den echten Lehrbüchern unseres Faches in eine Reihe zu stellen und es dementsprechend anzulegen. Aber es mag dem Studenten und Arzt doch die eine oder andere zusätzliche Information liefern.

Leider enthält die 3. Auflage weniger Firmenanzeigen als die beiden vorangegangenen Auflagen. Darin spiegelt sich im Wesentlichen der Kostendruck wider, der unter den z. Zt. gegebenen wirtschaftlichen Bedingungen auf den Firmen lastet und sie dazu zwingt, ihre Werbung auf bestimmte Zielgruppen und Werbeträger zu fokussieren. Sollten diesem Buch noch weitere Auflagen vergönnt sein, so hoffe ich, dass sich die wirtschaftlichen Verhältnisse bis dahin erholt haben werden und dass durch die anzeigenbedingte Senkung der Herstellungskosten dann auch der Spendenbetrag für die Kinderkrebshilfe wieder anwachsen wird.

Umso dankbarer bin ich heute aber den Unternehmen, die – teilweise unter dankenswerter Einschaltung von Kollegen aus der Klinik und Pathologie – Anzeigen beigesteuert haben. Da jeder Band im Laufe der Jahre durch viele Hände geht, habe ich berechtigte Hoffnung, dass sich auch die 3. Auflage der „Gereimten Pathologie" als erfolgreicher Werbeträger erweisen wird.

Dem Steinkopff-Verlag danke ich wiederum ganz herzlich, nicht nur für den Startschuss zur 3. Auflage, sondern auch dafür, dass die Ausstattung des Bandes den Vorgaben der 1. und 2. Auflage folgt. Es ist für einen Autor erfreulich, wenn er ein weiteres Mal mit einem eingespielten und rundum entgegenkommenden Team zusammenarbeiten kann, das er schon über Jahre hinweg kennt und schätzt. Auf Frau Sabine Ibkendanz, Herrn Dr. Thomas Thiekötter und Herrn Klemens Schwind trifft dies uneingeschränkt zu. Ihnen allen gilt mein aufrichtiger Dank.

Alle an dem Buch Beteiligten hoffen, dass es unter den Ärzten, ihren Mitarbeiterinnen und Mitarbeitern und unter den Studenten die gleiche freundliche Aufnahme finden wird wie seine beiden ersten Auflagen.

Wiesbaden, im November 2002   Wolfgang Remmele

Vorwort zur 1. Auflage

Auch ein „Lehrbuch" der Art, wie es hier präsentiert wird, hat Anspruch auf ein angemessenes Vorwort. Den Unterschied zu den gewohnten Lehrbüchern wird der geneigte Leser spätestens dann bemerken, wenn er die ersten Seiten umgeblättert hat. Hier stellt sich die Pathologie von einer ganz anderen, weniger ernsten Seite dar. Und natürlich ist dieses „Lehrbuch" nicht komplett, sondern es beschränkt sich auf Streiflichter, die einige Aspekte unseres Faches beleuchten.

Ernste Themen sind selbstverständlich ausgenommen oder, wo unumgänglich, nur andeutungsweise erwähnt. Dennoch gleicht der Text unvermeidlich hier und dort einer Gratwanderung. Dies liegt in der Natur dessen, womit sich der Pathologe beruflich beschäftigt. Mit der humoristischen Schilderung medizinischer Sachverhalte reiht sich der Band jedoch in eine lange Reihe von Werken ein, die der Medizin in Wort und Bild eine heitere Seite abgewinnen. Soweit ärztliche Kollegen den Inhalt kennen, etwa in Form gereimter Befundberichte (nicht selten auf den Untersuchungsanträgen gezielt und erwartungsvoll provoziert), habe ich nur fröhliche Zustimmung erfahren. Wäre es anders gewesen, so hätte ich die Beiträge in der Schublade ruhen lassen, anstatt sie der Öffentlichkeit zu übergeben. Es versteht sich von selbst, dass die Namen der Patienten überall dort verändert wurden, wo eine ausdrückliche Zustimmung zur Nennung des richtigen Namens nicht vorlag. Sollten sich dennoch Zusammenhänge zu wahren Krankengeschichten ergeben, so wären diese rein zufällig und unbeabsichtigt. Eine besondere Herausforderung für mich waren die „Ungehaltenen Vorlesungen" als ein Versuch, reales medizinisches Wissen in lockere Versform zu kleiden und hin und wieder unter aktuellen gesundheitspolitischen Aspekten zu kommentieren.

Dem Dr. D. Steinkopff-Verlag in Darmstadt – an erster Stelle Frau Sabine Müller und Herrn Heinz J. Schäfer – bin ich zu Dank und Respekt dafür verpflichtet, dass er den Band meinen Vorstellungen entsprechend gestaltet hat, noch mehr aber dafür, dass er gleich mir auf jeglichen Verkaufsgewinn verzichtet. Eine Reihe von Spendern, die am Ende des Bandes namentlich aufgeführt sind und denen ebenfalls mein Dank gilt, hat dazu beigetragen, die Herstellungskosten zu senken. Dies trifft auch auf die Autoren und Verlage zu, die in dankenswerter Weise der Übernahme von Abbildungen aus ihren Werken in den vorliegenden Band zugestimmt haben. Der Gesamterlös fließt der Kinderkrebshilfe (Deutsche Krebshilfe e.V.) zu. Im Hinblick darauf scheue ich – für einen Autor sicher ganz ungewöhnlich – nicht davor zurück, dem Band eine möglichst weite Verbreitung zu wünschen.

Wiesbaden, im Februar 1994   Wolfgang Remmele

Inhaltsverzeichnis

Hasta la vista, Reflux!

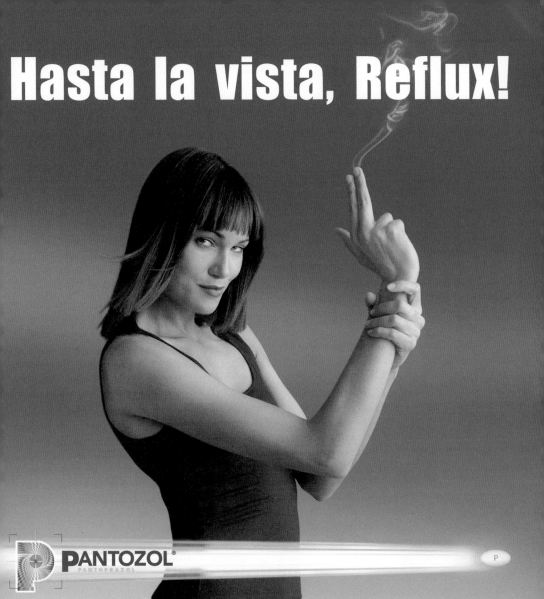

PANTOZOL®
PANTOPRAZOL

P

ALTANA

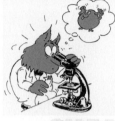 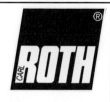

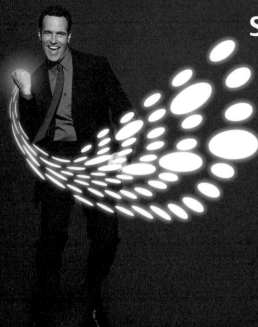

Stoppt das Sodbrennen - schafft Lebensqualität !

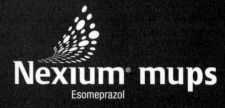

Nexium® mups
Esomeprazol

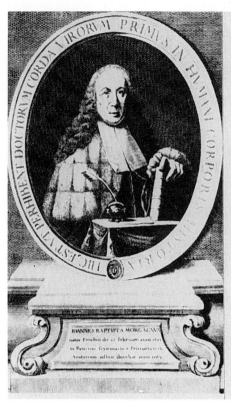
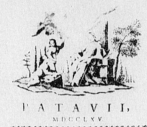

Giovanni Battista Morgagni (1682–1771) war der Begründer der modernen Pathologie. Sein Werk „De sedibus et causis morborum" (Padua 1761) gründete sich auf die exakte Beschreibung von Organveränderungen und versuchte, kausale Zusammenhänge zu erkennen.
Titelvignette aus der 2. Auflage des Werkes, Padua 1765

PATHOLOGIE HEUTE
oder
Audiatur et altera pars
– Ein alternatives Vorwort –

Wir seien, heißt es Koryphäen
Und unser Wissen kolossal –
Phantastisch, was wir alles sähen,
Doch allerdings erst *postmortal.*

Gemeint sind wir, die Pathologen,
Und das Ergebnis der Sektion,
Wir werden damit aufgezogen
Wohl seit Morgagni's Zeiten schon.

Nur: Wie die meisten flotten Sprüche,
So ist auch dieser unkorrekt,
Er stammt aus der Gerüchte-Küche,
Von Arztkollegen ausgeheckt.

Denn *erstens* wird hier übersehen:
Die *Obduktion* hat uns gelehrt,
Die Krankheitsbilder zu verstehen,
Und zeigt hier täglich ihren Wert.

Man mag es *zweitens* drehn und wenden:
Man braucht uns schon seit eh und je
Auch für den *lebenden Patienten*
Vom Scheitel bis zum kleinen Zeh!

Erst der Befund, den wir erstellen,
Mit scharfem Blick durchs Okular,
Macht, wie man weiß, in vielen Fällen
Den Weg für die Behandlung klar.

Zu Virchows Zeiten gab es freilich
Rund zehn Sektionen pro *PE,*
Und damals war der Spott verzeihlich,
Doch heute ist er alter Schnee.

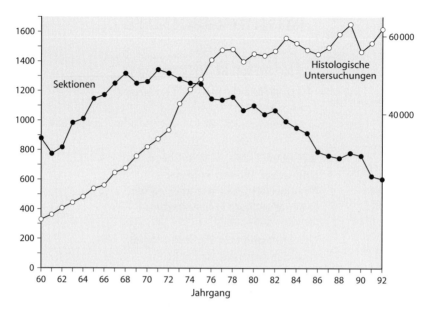

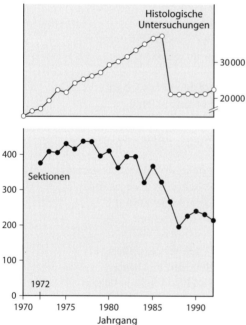

„Fieberkurve" zweier Institute für Pathologie (oben: Heidelberg, unten: Wiesbaden).
Rückläufige Sektionszahlen infolge restriktiver Sektionsvorschriften. Kontinuierlich
ansteigende histologische Untersuchungszahlen, deren Stagnation (HD) bzw. tiefer
Einbruch (WI) auf Einschränkungen bzw. Verlust der Ermächtigung für kassenärzt-
liche Untersuchungen beruht. – Ordinate links: Zahl der Sektionen. Ordinate rechts:
Zahl der histologischen Untersuchungen

2

Verschoben sind heut die Akzente
Von Obduktion und Biopsie:
Die Obduktion geht schier in Rente,
Die Biopsie boomt wie noch nie.

Ein jeder Arzt muss daher lernen
(Und wehe, wenn er es vergisst!),
Wie das Gewebe zu entfernen
Und wie es zu behandeln ist!

Was nützen uns die besten Augen?
Was hilft uns der Erfahrungsschatz?
Bei Präparaten, die nichts taugen,
Ist alle Mühe für die Katz.

∗

Wo nun beginnt die lange Kette,
Die hin zur Diagnose führt?
Der Arzt betätigt die Kürette,
Polypen werden abgeschnürt.

Gewebe wird mit scharfen Zangen
Und mit dem Messer exzidiert,
In *Formalin* dann aufgefangen
Und kunstgerecht darin fixiert.

Das Formalin fällt Proteine,
Und so erhält es die Struktur –
Es ist *das* Mittel der Routine,
Doch in der rechten Mischung nur:

Um jeden Fehler auszuschalten,
Muss man die Prozedur versteh'n
Und sich an diese Regel halten:
„Man nehme zweimal 1 : 10!".

9 Teile Wasser aus der Leitung,
1 Teil Formol dazu gemixt:
Mit Hilfe dieser Zubereitung
Wird jede Fäulnis ausgetrickst!

3

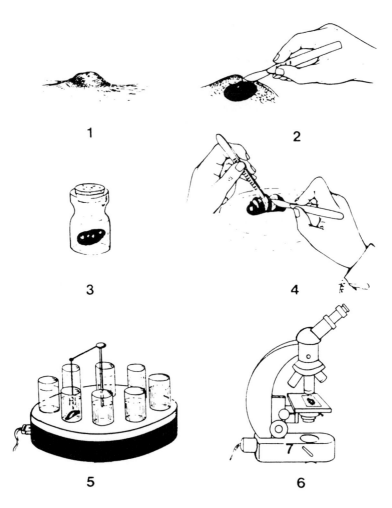

Vereinfachtes Schema der Gewebegewinnung und -bearbeitung in der Pathologie (modifiziert nach Remmele: Pathologe 2:72–84, 1981). 1 = Hauttumor, 2 = Exzision des Tumors, 3 = Versand an den Pathologen, 4 = Zuschneiden im Institut für Pathologie, 5 = Einbetten und Färben des histologischen Präparates, 6 = mikroskopische Begutachtung

Zum zweiten geht es um die Menge
Von Formalin zu Material:
Man meide jegliches Gedränge,
Und 10:1 ist optimal.

Das heißt: 10 Milliliter Lösung
Pro Milliliter Präparat:
So hemmt man Fäulnis und Verwesung
Mit gutem Färbe-Resultat.

Den Uterus, den Darm und Magen
Eröffnet man, denn Formalin
Vermag bei *dicken Muskellagen*
Kaum in die Wandung einzuzieh'n.

Ist – wie bei Niere, Milz und Hoden –
Die *Faserkapsel* prominent,
So ist es unbedingt geboten,
Dass man sie zu Beginn durchtrennt.

Ist die Fixierung dann durchschritten,
So folgt darauf als nächster Akt:
Das Präparat wird zugeschnitten,
In *Plastikkapseln* eingepackt.

Die Stücke werden eingebettet
Im *Automaten* über Nacht,
Dabei entwässert und entfettet,
In heißes *Paraffin* gebracht.

Sodann in Blöckchen ausgegossen
(Da ist das Paraffin noch heiß)
Und, ist auch dieses abgeschlossen,
Gekühlt auf reichlich Würfeleis.

Was ist der Sinn der langen Reise,
Die eine Probe bei uns macht?
Gewebe wird auf diese Weise
In eine *feste Form* gebracht!

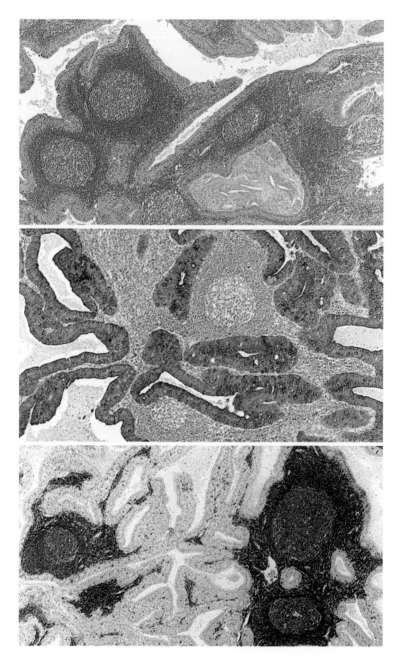

Beispiel für die H.E.-Färbung und die immunhistochemische Markierung bestimmter Zellen. Cystadenolymphoma papilliferum (Albrecht-Arzt) der Gl. parotis. a) H.E.: Epithelien rot, Lymphozyten blau. b) Immunhistochemischer Nachweis von Zytokeratin mit dem Antikörper CK-Kl 1 in den Epithelzellen des Tumors. c) Immunhistochemischer Nachweis des Leucocyte Common Antigen (LCA) in den lymphatischen Zellen des Interstitiums und interepithelial

So lassen sich die *Blöcke schneiden*
In dünne Scheiben, rund 4 μ –
Der Aufwand ist nicht zu vermeiden,
Sonst geht die Qualität perdu!

Das *Mikrotom* ist unbestritten
Ein wohldurchdachtes Instrument
Bewehrt mit einem Messerschlitten,
Der wahrlich keine Gnade kennt.

Man streckt den Schnitt zu voller Größe
Sodann im warmen *Wasserbad*.
Damit das Paraffin sich löse,
Steht schon ein *Wärmeschrank* parat.

Und ist auch dieser Akt gezeitigt,
So wird das letzte Paraffin
Mit Hilfe von *Xylol* beseitigt.
Zum guten Ende färbt man ihn:

Ich will nicht jede *Färbung* nennen,
Die man dazu verwenden kann:
Allein der Fachmann muss sie kennen
Und wendet sie erfolgreich an.

H.E. jedoch ist *Standardfärbung*
(Das Plasma rot, die Kerne blau) –
Sie braucht gewisslich keine Werbung,
Man kennt sie überall genau!

Von *unfixierten Präparaten*,
Die man aus dem *OP* erhält,
Wird mittels eines *Kryostaten*
Ein *Schnellschnitt* eilends hergestellt.

Der Kranke schlummert in Narkose:
Nach wenigen Minuten schon
Folgt unsre Schnellschnitt-Diagnose
In den OP per Telefon!

Gewebsenzyme darzustellen
Gelingt am Paraffin fast nie;
Das gleiche gilt in manchen Fällen
Für die Immunhistochemie.

Und auch bei weiteren Methoden,
Z. B. bei der *Fluoreszenz*,
Ist der Gefrierschnitt stets geboten
Und Paraffin die Pestilenz!

Das *Elmi** forscht die Körperzellen
Bis in die letzten Winkel aus,
Zeigt ihre kleinsten Organellen
Und klärt die Regeln ihres Baus.

Und sonst? Das *Zytophotometer*
Misst DNS und Ploidie –
Dazu kam ein paar Jahre später
Die *Autoradiographie.*

Das meiste hat uns die famose
Immunhistochemie gebracht,
Weil sie die Alltagsdiagnose
In vielen Fällen leichter macht!

Pathologie der Moleküle**:
Ein aussichtsreiches Arbeitsfeld,
Das – auch mit Blick auf leere Stühle –
Die Wissenschaft in Atem hält!

Die *PCR* ist ein Verfahren,
Das *DNA amplifiziert* –
Selbst Einzelzellen offenbaren,
Was sie genetisch definiert.

Man kann *Bakterien* auch und *Viren*
Mit Raffinesse und Geschick
Präzise identifizieren –
Die PCR – ein Zaubertrick!

Dann gibt es die *Hybridisierung*,
Die man *in situ* praktiziert

---

* Elektronenmikroskop
** Molekular-Pathologie

Und so die Gensequenz-Markierung
Mit dem Gewebsbild korreliert.
So stellt man in Gewebeschnitten
Bestimmte Virustypen dar
Und nimmt z.B. in Koilozyten
Riskante Herpesviren* wahr.

Darauf geeicht, sich einzubauen
In das normale Zell-Genom,
Bewirken sie bei manchen Frauen
Zum Schluss ein Zervixkarzinom.
Da hilft nur eines: Konisieren!
Der Herd muss im Gesunden raus!
Es wäre falsch zu exerzieren
Die Politik des Vogels Strauß!

Die ist ein Beispiel nur von vielen,
Was die *MP*** zu tun vermag,
Und auf dem Weg zu neuen Zielen
Gibt es noch manchen Paukenschlag!

＊

Die Wissenschaft verläuft in Phasen.
Sie ziehen geistergleich vorbei.
Am Anfang blubbern große Blasen,
Dann folgt der nächste „letzte Schrei".

Das Bess're ist der Feind des Guten,
Der Fortschritt lebt vom Forschungstrieb,
Für den Erfolg musst Du Dich sputen,
Sonst fällst Du irgendwann durchs Sieb!

Doch manches bleibt nur Episode,
Wie eine Rose, die erblüht,
Und kommt bald wieder außer Mode –
Ein Stern, der aufgeht und verglüht.

Nur einer überlebte alles,
Uralt, und doch so jung wie je:
Meist hilft im Falle eines Falles
Der Paraffinschnitt mit H.E.

---

* Typen 16 und 18
** Molekular-Pathologie

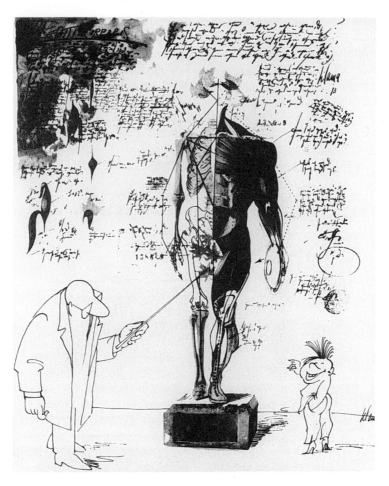

Karikatur von Dieter Klama. Aus: Pillenfieber. Die Medizin in der Karikatur.
Rosenheimer Verlagshaus, 2. Auflage, Rosenheim 1985

Der Mensch ist ein kompliziertes Wesen, seelisch wie körperlich. Fürs eine sind die Psychiater zuständig, fürs andere die übrigen Ärzte. In der Anatomie versucht man, dem werdenden Arzt den regelhaften Bau des Körpers einzutrichtern. Die Pathologie vermittelt ihm die Kenntnis der zahlreichen Krankheiten, die sich im Organismus einnisten können. Aber auch nach dem Dritten Staatsexamen tut Weiterbildung not. Das Angebot ist vielfältig. Dazu gehört auch die sorgfältige Lektüre der klinischen Untersuchungsanträge einerseits und der Befunde des Pathologen andererseits. Erstaunlich, was man alles dazulernen kann:

NEUES AUS ANATOMIE UND PATHOLOGIE
oder
Der Mensch – ein Exempel
*der beispiellosen Geduld der Natur**

---

* Christian Morgenstern

Untersuchungsantrag zu einem Schnellschnitt-Präparat
(Sigmatumor, Frage nach der Dignität): Erste Gehversuche eines Famulus?

Untersuchungsgut/Klinische Angaben/Besondere klinische Fragestellung

Schnellschnitt

Siegmartumor C2 – Lymphknoten

Dickrität?

Dieser Text kann nicht ohne Kommentar bleiben:

Mir sind von vielerlei Tumoren
Die Eigenschaften wohlvertraut,
Doch heut bekam ich rote Ohren,
Als ich *den* Antrag angeschaut:

Der „Siegmar-Tumor" war mir leider
Bis heutzutage unbekannt,
Jetzt bin ich um ein Stück gescheiter
Und lobe Ihren Sachverstand!

Auch mag ich's wenden oder drehen:
Ich muss, verflixt und zugenäht,
Voll Schamesröte eingestehen:
Ich kenne keine „Dickrität"!

Man lernt nie aus in seinem Leben,
Das gilt natürlich auch für mich:
Sie mögen bitte mir vergeben!
Ich schäme mich auch fürchterlich!

Ein Untersuchungsantrag zu einem weiteren Schnellschnitt-Präparat enthält diese umwerfend neue Schreibweise für den Nervus accessorius:

Was soll man da anderes sagen als dies?

Den neuen Menschen zu entwerfen
Mit neuen Muskeln, Adern, Nerven,
Ist zweifellos ein hohes Ziel:
Der neue Nerv, den Sie gefunden,
Wirkt zwar in Tausendsteln Sekunden,
Doch sein Verlauf ist höchst skurril:

Fernab vom Rückenmark gelegen,
Setzt er auf unbekannten Wegen
Direkt das Stammhirn in Aktion:
Schwitzt dann ein Mensch in der Axilla
Und duftet wie ein Berg-Gorilla,
So stoppt der Nerv die Sekretion!

Der Mensch, man weiß, hat viele Mängel
Und neigt begründet zu Gequengel,
Sein Bauplan ist total verkehrt!
Drum ist der Mensch nach *Ihrem* Schema
Fürwahr ein hoffnungsvolles Thema –
Des Schweißes auch der Edlen wert!

Untersuchungsantrag zu zwei Hautwarzen: Die Terminologie hat ihre Tücken, vor allem für junge Arzthelferinnen!

Untersuchungsgut / klinische Angaben
Verrucae li Schulter u. Rückenpothie

Ein wohlmeinender Kommentar erscheint angebracht:

Was mag die junge Dame meinen,
Die diese Zeilen niederschrieb?
Sie ist, so will es mir erscheinen,
Noch nicht sehr lange im Betrieb!
„-pathie" bedeutet wörtlich „Leiden",
Ganz gleich, an welchem Ort es sitzt,
Dies von „-partie" zu unterscheiden,
Ist sie noch nicht genug gewitzt –

Doch dürfte es als sicher gelten:
Bei „Party" wüsste sie Bescheid!
Man sollte sie darum nicht schelten,
Sie lernt es sicher mit der Zeit!

Was mag im Kopf des Schreibers dieser Zeilen vorgegangen sein?

Untersuchungsgut/Klinische Angaben/Besondere klinische Fragestellung

Dornenwarze Verse

Ich mache mir darüber meine Gedanken:

Die Absicht hinter Ihren Zeilen
Bemühe ich mich anzupeilen:
Versteckt sich hinter diesem Wort
Vielleicht nur der Entnahmeort?
Zwar anatomisch ein Debakel,
Phonetisch aber ohne Makel?

Die „Dornenwarze-Verse" wären
Jedoch auch anders zu erklären:
Sind Sie auf den Befundbericht
Nur in gereimter Form erpicht?

Sie müssen schon präziser schreiben
Um mich zum Dichten anzutreiben:
Denn so erreicht Sie mit der Post
Statt Poesie nur Hausmannskost!

Eine unerfahrene neue Schreibkraft des Institutes liefert beim Diktat eines immunhistochemischen Befundes (nach Pronase-Vorbehandlung) folgende bemerkenswerte neue Schreibweise:

Wie haben die Paraffinschnitte nach
pro Nase-Vorbehandlung mit dem ER-ICA
und PR-ICA untersucht. Dabei ergibt sich
folgender Befund...

Den Brief gebe ich mit folgender Korrektur zum Ausbessern zurück:

Das ominöse Wort „pro Nase"
Begleitet uns in jeder Phase:
Pro Nase hat man einen Nabel,
Bei Tisch pro Nase eine Gabel,
Pro Nase gibt es nach der Trauung
Noch *einen* Menschen zur Erbauung.
Pro Nase stimmt man bei den Wahlen,
Pro Nase muss man Steuer zahlen.
Pro Nase trägt ein jeder schlicht
Nur eine Nase im Gesicht.

Dann gibt's die andere Pronase,
Und das ist eine Protease,
Die man beim Färben dann und wann
Mit viel Erfolg verwenden kann:
Substanzen, die uns sonst entgehen,
Sind nach Pronase gut zu sehen,
Weil mancher Stoff erst reagiert,
Wenn das Enzym ihn demaskiert!

Zwei Dinge, die zwar ähnlich klingen,
Darf man nicht durcheinanderbringen.
Drum sage ich es mit Emphase:
„Pro Nase" ist nicht gleich „Pronase"!

Beim Befunddiktat über zwei Tuben (Sterilisationsoperation) unterläuft mir am Ende ein Flüchtigkeitsfehler: Ich diagnostizierte zwei unauffällige „Samenleiter" statt zweier unauffälliger Tuben. Kommentar zu der leicht erheiterten Reklamation der Frauenklinik:

Bei den Damen gibt es Tuben,
Samenleiter bei den Buben,
Und der Kreißsaal wäre leer,
Wenn die Sache anders wär'!

Doch beim eiligen Diktieren
Kann es schon einmal passieren,
Dass man, schneller als gedacht,
Aus den Damen Herren macht.

Nun: Mit einem Samenleiter
Kommt der Frauenarzt nicht weiter,
Und so stelle ich hier klar,
Dass er eine Tube war!

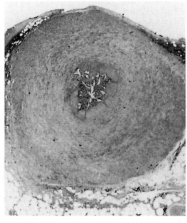 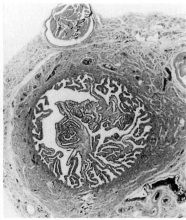

Falsch:
Samenleiter (H.E. 25×)

Richtig:
Tube (H.E. 8×)

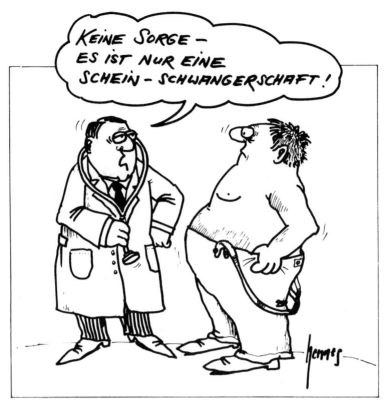

Aus: Hans Biedermann: Medizynische Heulkunde: Jungjohann, Neckarsulm-München, 1988

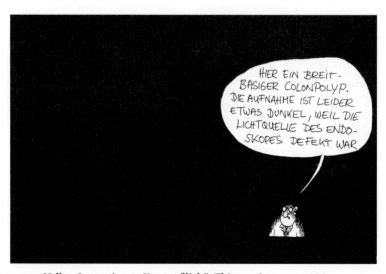

Cartoon von Volker Lange (aus: „Kongräßlich", Thieme, Stuttgart 1994

Jeder Pathologe – häufig Überbringer schlimmer Nachrichten und deswegen eigentlich Anwärter auf den Namen Hiob – freut sich, wenn er frohe Nachrichten übermitteln, Sorgen zerstreuen, Ängste ausräumen kann. Warum in solchen Fällen nicht auch einmal gereimte Entwarnung geben? Vor allem dann nicht, wenn ihn der Einsender dazu provoziert? Die Medizin ist ernst genug: Erheiterung hilft allen, dem Patienten, dem behandelnden Arzt, auch dem Pathologen. Auf den folgenden Seiten erwarten Sie

FROHE NACHRICHTEN
oder
Was kündigt dieser feierliche Ernst
mir an? *

---

* Schiller: Die Jungfrau von Orleans I,9 (König Karl)

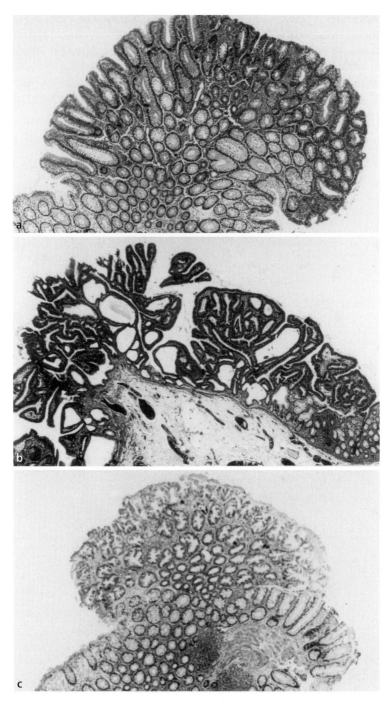

a) Tubuläres Adenom, b) Tubulo-villöses Adenom, c) Metaplastischer Polyp der Kolonschleimhaut. H. E.

Bei einem Arztkollegen wird ein Adenom des Kolon entfernt. Wie erhofft, ist es benigne. Mein Kommentar:

Sie gedeihen nur im Trüben:
Daher kamen Darmpolypen
Früher kaum uns zu Gesicht –
Dieses Manko ist behoben,
Denn mit langen Koloskopen
Schafft man sie ans Tageslicht!

Mögen sie in dunklen Ecken
Sich auch noch so gut verstecken,
Werden sie doch abgezwackt
Und nach Pathologen-Sitte
Dann in Form gefärbter Schnitte
Unters Mikroskop gepackt.

Dort erkennt man Adenome,
Metaplasten und Lipome,
Manchmal auch ein Hämangiom –
Doch, so kann ich froh vermelden,
Gott sei Dank nur ziemlich selten
Ein verflixtes Karzinom.

Freudig kann ich auch den Ihren
Als benigne konstatieren,
Und ich schreibe den Befund
Hiermit ohne Zögern nieder:
Harmlos war Ihr Untermieter,
Er ist weg – *Sie* sind gesund!

Statt in Ihrem Darm zu stecken
Und dort Böses auszuhecken,
Wandert er zum Nulltarif
Stracks in unsre Kellerräume,
Und dort enden seine Träume
Elend im Befund-Archiv!

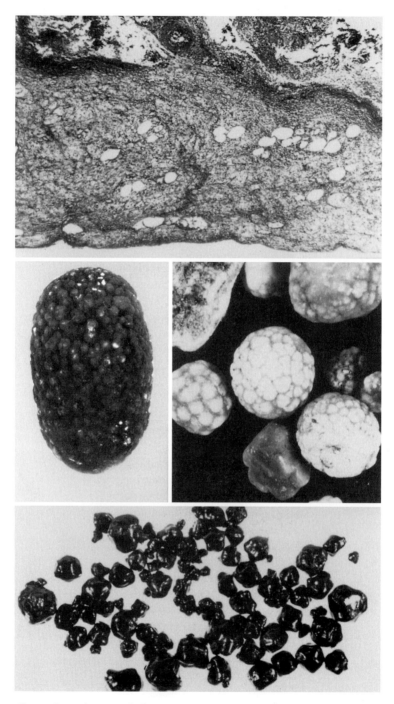

Oben: Akute ulzeröse Cholezystitis.
Mitte und unten: Verschiedene Formen von Gallensteinen

Klinische Angaben: „91 Jahre! Gallenblasenempyem bei Lithiasis. Das war nur möglich, weil der Patient noch aus der von ihm als glücklich gepriesenen k.u.k-Zeit stammt."

Befund: Schwere unspezifische ulzeröse Cholezystitis mit granulierender und vernarbender Entzündung der tiefen Wandschichten. Cholezystolithiasis.

Gereimter Kommentar zum „provokativen" Text auf dem Antrag:

Der Name sagt es uns sogleich:
Herr Gschnitzer stammt aus Österreich:
Das k.u.k. vergaß er nie,
Gepriesen sei die Monarchie!

Zu Kaisers Zeiten schon begann,
Was man bestürzt erkennen kann:
Schlagobers im Café zu Wien
Erhöht das Blut-Cholesterin.
Auch in der Galle steigt alsbald,
Doch unbemerkt, der Fettgehalt,
Ein bisschen Kalk kommt noch hinein,
Und fertig ist der Gallenstein!

Er kratzt die Schleimhaut seinerseits,
Die reagiert auf diesen Reiz,
Indem sie zur Entzündung neigt,
Was sich zum Beispiel daran zeigt,
Dass sie, vom Blutstrom überhitzt,
Fibrin in ihre Lichtung schwitzt.
Das hat die Galle nicht so gern:
Schon bildet sich ein neuer Kern
Für einen nächsten Gallenstein.
Auch der ist anfangs klitzeklein,
Doch bleibt es leider nicht dabei:
Er wächst heran zum Hühnerei!

Und Stein auf Stein entwickelt sich,
Herr Gschnitzer leidet fürchterlich,
Doch als die Not am größten ist,
Greift der Chirurg voll Hinterlist
Zum Messer und Drainageschlauch
Und holt die Steine aus dem Bauch.
Die Gallenblase, nichts mehr wert,

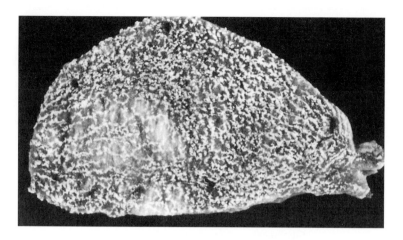

Eröffnete Gallenblase (OP-Präparat): Cholesteatose (Cholesterose, Stippchen-Gallen-blase) mit fleckiger und streifiger gelber Schleimhautzeichnung

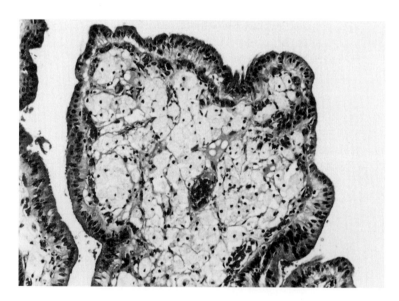

Cholesteatose der Gallenblasenschleimhaut: Lipidgefüllte Makrophagen im Schleim-hautstroma. H.E.

Entfernt er mit als Krankheitsherd.
Das Resultat: Zur rechten Zeit
Ist der Patient von ihr befreit,
Er schwärmt in aller Zukunft nur
Von der St. Josefs-Gallenkur
Und strebt in aller Seelenruh'
Dem hundertsten Geburtstag zu!

NACHTRAG:
Anmerkungen zur Cholesterose
der Gallenblasenschleimhaut

Die Schleimhautschicht der Gallenblase
Zeigt manches Mal im Übermaße
(Bisweilen auch in tiefen Lagen)
Lipidgefüllte Makrophagen.
Das Fett stammt auch in diesem Falle
(Wie bei den Steinen) aus der Galle,
Doch dringt es statt in einen Stein
Von innen in die Schleimhaut ein
Und wird in wahren Fressexzessen
Von Makrophagen aufgefressen.
Vom vielen Fett, das in ihr steckt,
Ist die Mukosa gelb gefleckt,
Und auch ein Netz aus gelben Streifen
Lässt sich in dieser Form begreifen.

Wie heißt die rechte Diagnose?
Sie lautet „Cholesteatose",
Im Deutschen gilt dafür das Wort
Der „Stippchen-Gallenblase" fort.

Beim Anblick solcher gelber Flecken
Muss man beileibe nicht erschrecken:
Die Schleimhaut-Cholesteatose
Trübt nie und nimmer die Prognose!

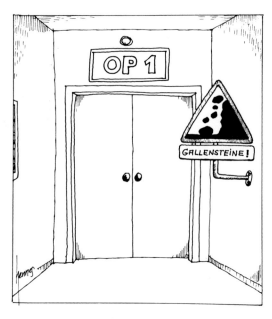

Aus Hans Biedermann: Medizynische Heulkunde. Jungjohann, Neckarsulm-München, 1988

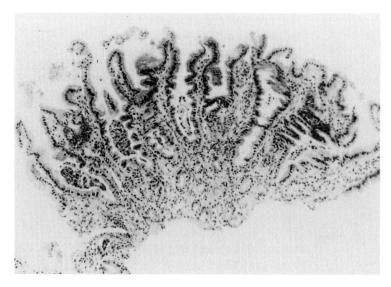

Foveoläre Hyperplasie der Antrumschleimhaut. H. E.

*Zwei Jahre später erhalte ich vom gleichen Patienten – dieses Mal aus der
Medizinischen Klinik des St. Josefs-Krankenhauses – eine Magenschleim-
haut-Biopsie. Sie zeigt nur eine foveoläre Hyperplasie. Natürlich ist bei der
bekannten Anamnese wieder ein gereimter Befund fällig:*

Bei obigem Patienten-Namen
Erbat ich gleich von meinen Damen
Den früheren Befundbericht –
Kam der nicht damals als Gedicht?
Und siehe da: Es hat gestimmt,
Was mich in die Verpflichtung nimmt,
Erneut den Pegasus zu quälen,
Statt schlichten Prosatext zu wählen!

Die Antrumschleimhaut ist phantastisch:
Zwar sind die Grübchen hyperplastisch,
Doch ohne Epitheldefekt,
Nichts Arges, was dahinter steckt!
Ganz harmlos der Gewebscharakter,
Es fehlt sogar Helicobacter!

Wie einstmals bei den Gallensteinen,
Will es mir heute wieder scheinen:
Herr Gschnitzer, als gesunder Mann,
Peilt seinen hundertsten jetzt an
Und wird derweil aus guten Gründen
Auch weiterhin Ihr Lob verkünden!

Darmresektion wegen Fremdkörper-Perforation. Der in der Bauchhöhle angetroffene Fremdkörper ist weder vom Chirurgen noch vom Pathologen eindeutig als Gräte oder kleines Knochenfragment zu erkennen. Auch die Histologie lässt im Stich:

Ich offenbare unumwunden:
Was Sie im Bauchraum vorgefunden,
Erwischt mich auf dem falschen Bein:
Ob Gräte oder ob Sequester,
Lernt man als jüngeres Semester,
Und heute fällt mir nichts mehr ein!

Doch bei der nächsten Bachforelle
Bin ich mit Formalin zur Stelle
Und schaue mir die Gräten an:
Dann wird das Urteil ausgesprochen,
Ob Gräte oder Hühnerknochen,
Weil ich inzwischen üben kann.

Weit gefehlt: Nach einigen Wochen schließe ich den Fall mit folgendem unbefriedigendem Resultat ab:

Sequester oder Schellfisch-Gräte?
Verheilt sind längst die Bauchwandnähte,
Und das Problem ist ungeklärt.
Doch habe ich es nicht vergessen:
Ein Kabeljau vom Klinikessen
Hat eine Gräte mir beschert.

Der Forschung hab ich sie gerettet,
Fixiert, entkalkt und eingebettet
Und unterm Mikroskop genau
Verglichen die gefärbten Schnitte
Des Teiles aus der Leibesmitte
Mit jenen von dem Kabeljau.

Der erstere sieht aus wie Knochen.
Doch nahm das Braten oder Kochen
Ihm jede Form von Lebensglanz.
Und auch die Gräte aus dem Fische
Entbehrt der jugendlichen Frische:
Man sieht nur blasse Grundsubstanz!

Was Sie im Bauchraum angetroffen,
Lässt somit alle Fragen offen:
Ist's Gräte oder Hühnerbein?
Was soll ich sonst noch dazu sagen?
Die Wissenschaft klärt viele Fragen,
Doch manchmal lässt sie uns allein!

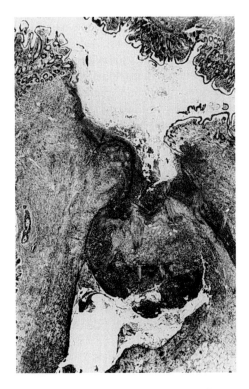

Ileum-Perforation durch Fremdkörper (Fischgräte). Blut und entzündliches Exsudat im Perforationskanal. H. E.

Drei Befunde für einen Gynäkologen, der selbst auf seinen Untersuchungs-
anträgen den Pegasus reitet und Gereimtes als Antwort erwartet:

Befund 1
Unauffälliges Zervixabradat, Endometrium im 1. Teil der Sekretionsphase,
kleiner Korpusschleimhautpolyp

> Das Zervixabradat ist spärlich,
> Doch, Gott sei Dank, ganz ungefährlich:
> Man sieht nur Epithel und Schleim,
> Und damit endet dieser Reim.
>
> Das Abradat ist unauffällig:
> Die Drüsen, sie verlaufen wellig
> Und bilden nur basal Sekret,
> Grad, wie's im Buch zu lesen steht
> Als Sekretion im ersten Teil.
> Kurzum: Das Schleimhautbild ist heil,
> Doch sieht man als Spezialbefund
> Noch ein Polypchen, kugelrund,
> Das nur fünf Millimeter misst
> Und ebenfalls ganz harmlos ist.

Befund 2
OP-Präparat einer einkammrigen simplen Ovarialzyste

> Ich sitze vor der alten Zyste
> Und denke mir: Wenn ich nur wüsste,
> Wie ich das Ding benennen soll!
> Man hat nichts Rechtes in den Händen
> Bei den paar Zellen auf den Wänden,
> Doch schreibe ich ins Protokoll:
> Es lässt sich zweifelsfrei belegen,
> Kein Anlass, um sich aufzuregen:
> Maligne ist sie sicher nicht!
> Drum schließe ich mit besten Grüßen
> Und keineswegs mit kalten Füßen
> Den hochdramatischen Bericht!

Befund 3
Unauffälliges Zervixabradat, atrophisches Endometrium, kleines submuköses
Leiomyom im Abradat

Ein Knoten steckt im Uterus,
Ein Ding, das man entfernen muss,
Sonst drohen manchmal graue Wolken!
Herr Doktor Meier kennt die Folgen
Und greift aus diesem Grund behend
Zu seinem Schabe-Instrument.

Noch ist die Dignität verschwommen,
Drum wird, was er dem Leib entnommen,
Dem Pathologen anvertraut:
Ob sich da was zusammenbraut.
Dabei, im Paraffin versteckt,
Wird ein Myom von ihm entdeckt.
Doch zeigt es keine schlimmen Zeichen,
Weswegen alle Sorgen weichen.
Auch Doktor Meier glücklich strahlt
(Vorausgesetzt, Frau Müller zahlt!).

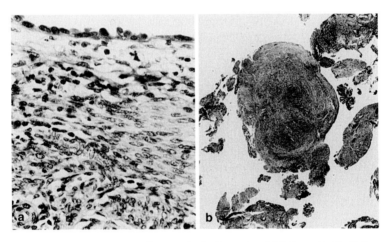

a) Innenwand der simplen Ovarialzyste mit flachem einschichtigem Epithelbelag.
b) Submuköses Leiomyom im Korpusabradat. H. E.

Akute massive intestinale Blutung bei einem 7-j. Jungen. Szintigraphisch wird als Blutungsquelle ein Meckelsches Divertikel geortet und reseziert. Die Blutung steht. Histologisch findet sich zunächst nur eine heterotope Magenschleimhautinsel. Erst in Stufenschnitten ergibt sich ein muskelstarkes arterielles Gefäß in der Submukosa, das durch eine flache Ulzeration der Schleimhaut vom Ileumtyp arrodiert ist. Diagnose: Exulceratio simplex Dieulafoy in einem Meckelschen Divertikel.

Bei diesem Meckel-Divertikel
Gab niemand einen blanken Nickel,
Dass seine Wandung einwandfrei
Die wahre Blutungsquelle sei.
Dystope Magenschleimhaut nur,
Kein Ulkus mit Gefäßruptur!

Doch pflegt man in dergleichen Fällen
Stets Stufenschnitte herzustellen.
Gesagt, getan, hier der Befund:
Wir haben a) den Ulkusgrund
Und b) auch den Arterienast
Nun endlich zweifelsfrei erfasst.
Das Magenschleimhaut-Areal
Ist allerdings total normal,
Die Schleimhaut zählt zum Ileum,
Und jeder fragt sich da: warum?

Wie heißt das Krankheitsbild? Voilà:
Exulceratio Dieulafoy!
Ein muskelstarkes Blutgefäß
Verhält sich nicht der Norm gemäß!
Gewöhnlich trifft man es im Magen,
Es dringt durch alle Muskellagen
Von außen bis zur Schleimhautschicht
Und bildet eine Schleife dicht
Unterhalb der Oberfläche.
Da liegt der Grund für seine Schwäche!
Denn wenn die Schleimhaut erodiert
(Wodurch auch immer dies passiert:
Durch H. pylori, durch Pepsin,
Durch Mittel wie das Aspirin)

Folgt eine schwere Blutung meist,
Weil die Arterienwand zerreißt!
Solch fehlgebildete Arterien
Trifft man in Magenblutungs-Serien
Als nachweisbare Blutungsquelle
In etwa 2 Prozent der Fälle.

Nur selten werden sie gefunden
Im Magendarmtrakt weiter unten.
Sie kommen hin und wieder vor
Im Duodenum-Dünndarm-Rohr,
Auch dort als Quelle einer Blutung,
Begründet ist drum die Vermutung,
Dass wir im „Meckel" dieses Knaben
Das gleiche Übel vor uns haben!
Kein Zweifel mehr, der an mir nagt:
Der Sachverhalt ist abgehakt!

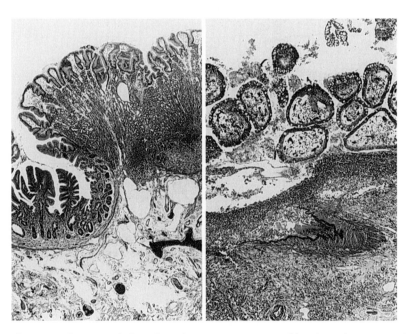

Ausschnitt aus der Divertikelwand mit heterotoper Korpusschleimhaut des Magens (a)
und flachem Ulkus der Ileumschleimhaut mit Arterien-Arrosion (b).
a) H.E. b) H.E.-Elastika

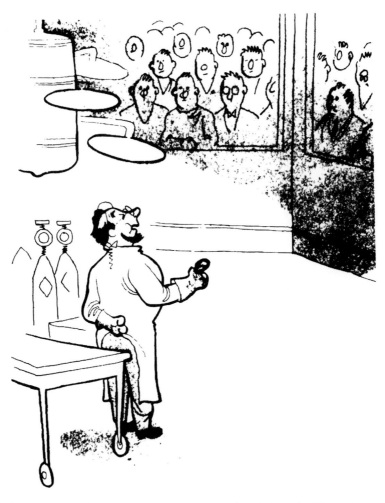

„Und dann sagen Sie dem Patienten immer, es war der übelste Blinddarm, den Sie je herausgenommen haben."

L. Lariar: Aus Bed and Bored.
Aus: Helmut Vogt: Medizinische Karikaturen von 1800 bis zur Gegenwart. J. F. Lehmann, München, 1980

Kein Gesetz verbietet, Vorlesungen in Reimform zu halten. Nur der Inhalt muss stimmen, und es werden mehr als drei Hörer im Saal erwartet. Allerdings erfordern gereimte Vorlesungen für die Vorbereitung mehr Zeit als üblich. Sie eignen sich daher allenfalls für besondere Anlässe und hohe Feiertage, etwa für den Rosenmontag. An solchen Tagen pflegen die Studenten aber den Hörsaal zu meiden, und die Manuskripte drohen in der Schublade zu versauern. Einige von ihnen entreiße ich hiermit dem Vergessen:

UNGEHALTENE VORLESUNGEN
oder
Jeder Weg zum rechten Zwecke
Ist auch recht in jeder Strecke *

---

* Goethe: Zahme Xenien, IV

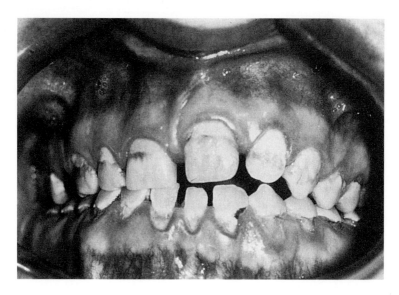

Permanentes Gebiss mit zahlreichen kariösen Defekten. Die hellen Flecken am Zahnhals entsprechen massiven Entkalkungen des Zahnschmelzes. Im OK-Seitenzahnbereich kariöse Defekte. An den Zahnhälsen im UK sind bereits natürliche Kavitäten entstanden

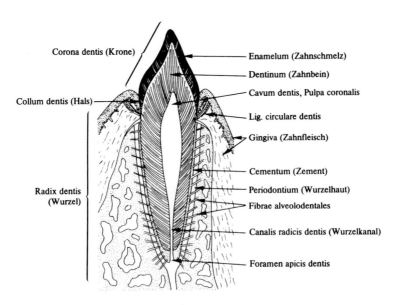

Längsschnitt durch einen Schneidezahn (aus: Moll K-J, Lukoschus M: GK-Katalog-orientierter Anatomie-Atlas. Jungjohann, Neckarsulm, 1985, S. 228)

KARIES
oder
Zur Suppe braucht man keine Zähne *

Karies (vulgo: Loch im Zahn)
Hat's der Menschheit angetan:
Alle Völker, alle Rassen,
Menschen aller Altersklassen,
Dünne, Dicke, Arme, Reiche,
Alle haben sie das Gleiche,
Nämlich in den Zähnen Löcher,
Große, kleine, noch und nöcher.

In der Bundesrepublik
Kommt es ganz besonders dick:
Von dem Volk, das sie bewohnt,
Ist nur ein Promille verschont –
Jeder tausendste, nicht mehr!
Dadurch sind die Kassen leer,
Denn die Zähne mit den Scharten
Kosten Jahr für Jahr Milliarden!

*

Man versteht die Karies nur,
Kennt man die Normalstruktur
Uns'rer zweiunddreißig Zähne,
Die ich daher kurz erwähne:

Sie bestehen aus drei Zonen:
Wurzeln, Hälsen und den Kronen.
Hals und Wurzel sind versteckt,
Von der Gingiva bedeckt.
Sichtbar ist allein die Krone –
Sozusagen „oben ohne".

Auf der *Krone*, hart wie Fels,
Sitzt als Hartsubstanz der *Schmelz*.
In prismatischen Figuren
Sieht man ihn in Schraubentouren

---

* Sprichwort

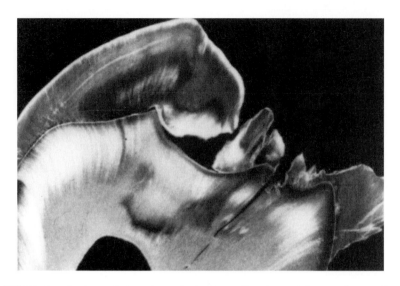

Schliffbild eines kariösen Zahnes im Polarisationsmikroskop. Linker Höcker noch weitgehend intakt. Rechter Höcker weitgehend zerstört. Die Karies unterminiert den Schmelz und dringt entlang den Dentinkanälchen in Richtung Pulpa vor. Schmelzprismen (leicht S-förmig verlaufende Streifen) und Dentinkanälchen sind gut erkennbar

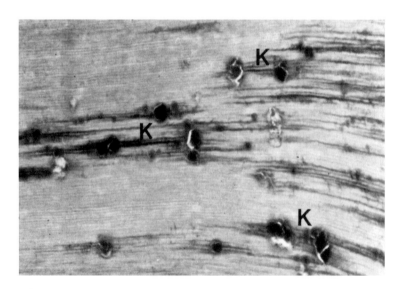

Schnitt durch kariöses Dentin. Bakterienausbreitung entlang den Dentinkanälchen (dunkle Streifen). Rosenkranzform der Karies mit kleinen hintereinander aufgereihten Kavernen (K).

Von der Grenze zum Dentin
Hin zur Oberfläche zieh'n.

Als spezielle Form von Knochen
Wird das *Zahnbein* angesprochen,
Das den Zahn als Ganzes stützt
Und die Pulpahöhle schützt.

Das *Cement* der Halsregion
Tritt als Partner in Funktion
Für die Alveolenwand:
Zwischen beiden ausgespannt
Als ein Polster, wenn man kaut,
Findet sich die *Wurzelhaut*.

Durch die Wurzelspitze treten
Lange dünne Nervenfäden
Mit Gefäßen im Verein
In die Pulpahöhle ein.
Dort, wie von Beton umgeben,
Führt der Zahn sein Innenleben,
Was man spätestens begreift,
Wenn der Zahnarzt ihn beschleift!

*

Schrecklich wird der Zahn verschandelt,
Maltraitiert und umgewandelt
Und am Ende abgewrackt,
Wenn die Karies ihn packt:

Durch die so genannten *Plaques*
Kriegt er seinen ersten Knacks:
Langsam, aber sicher schwächen
Sie die harten Oberflächen.
Keime sind darin enthalten,
Welche Mehl und Zucker spalten –
Säuren, die dabei entstehen,
Aggravieren das Geschehen,
Denn sie rücken jetzt dem Schmelz
Per Entkalkung auf den Pelz:
Wo die Mineralien schwinden,
Ist verfärbter Schmelz zu finden.

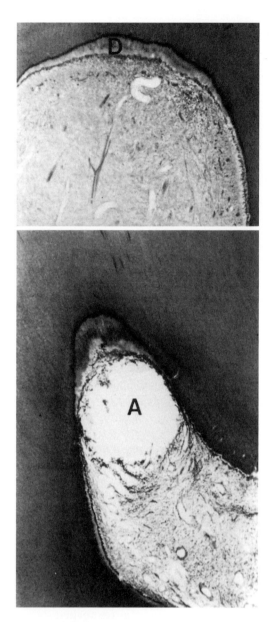

Oben: Kronenpulpa eines kariösen Zahnes. Oben sekundäres Dentin (D), das unterhalb der dunklen Linie in Richtung Pulpa angelagert ist. Hyperämie der weitgestellten dunklen Kapillaren.
Unten: Pulpenhorn mit sekundärer Dentinbildung (oben). Darunter kleiner Abszess (A) (bei der Präparation weitgehend herausgefallen). Weitgestellte Kapillaren

Erstens wird er kreidebleich
Und zum zweiten butterweich.
Dieses *Karies-Initial*
Äußert sich als ein Kanal
Oder als ein Mikrokrater
In dem harten Zahnschmelz-Quader.

Zwischen den zerstörten Prismen
Dringen Mikroorganismen
– Nur auf Aggression erpicht –
Tief bis in die Zahnbein-Schicht.
Weil sie dort den Kalk entfernen,
Gibt es *Karies-Kavernen*,
Rings von Schutz-Dentin umhüllt
Und mit Detritus gefüllt.
Diese gilt es auszubohren,
Denn sonst ist der Zahn verloren!
Feigheit fordert ihren Lohn
Andernfalls per Extraktion!

Schmerzen drohen dem Patienten
Einmal durch die Nervenenden,
Die in dünnen Zahnbein-Poren
Bei der Karies rumoren.
Andrerseits tritt schlimme Pein
Ganz besonders heftig ein,
Bricht die Karies am Ende
Durch die Pulpahöhlen-Wände:
Schon das *Initialödem*
Macht den Zustand unbequem,
Denn die Nervenkompression
Führt zu übler Sensation.
Später kommt es zur *Phlegmone*,
Zu *Abszessen*, und als Krone
Wird dem Ganzen dann zuletzt
Die *Gangrän* noch aufgesetzt!

So ein rechter Pulpaschmerz
Treibt den Kranken deckenwärts,
Macht ihm eine dicke Wange –
Und dann hilft allein die Zange!

Nur perfekte Mundhygiene
Hindert solche Trauerszene
Und bewahrt Dein Prachtgebiss
Vor dergleichen Ärgernis!
Allzu viele Süßigkeiten
Sollte man bewusst vermeiden,
Häufig seine Zähne putzen –
Alles dies zum eig'nen Nutzen!

Gänzlich unbesorgt und cool
Steigst Du auf den Zahnarzt-Stuhl
Und entsprichst mit solchen Zähnen
Auch den Kostendämpfungs-Plänen!

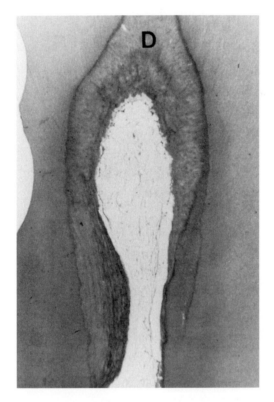

Kronenpulpa eines einwurzeligen Zahnes mit massiver sekundärer Dentinbildung (D).
Ödem und gefäßarmes Bindegewebe in der Pulpa

Ganz zum Schluss steht auf dem Plan
Das „*Projekt vom dritten Zahn*",
Denn die vielen Kariesleichen
Müssen der *Prothese* weichen.
Die Du Dir, solang Du lebst,
Täglich auf die Kiefer klebst.
Dafür gibt es prima Kleister,
Und Du wirst zum Kleister-Meister!

Du kannst auch zum Zahnarzt rennen
Und Dir *Implantate* gönnen.
Daran wird in voller Pracht
Die Prothese festgemacht,
Und Du kannst die Zähne blecken,
Ohne andre zu erschrecken!
Allerdings ist zu beachten:
Bitte erst das Sparschwein schlachten!
Denn bisweilen wird der Euro
Unversehens hier zum Teuro!

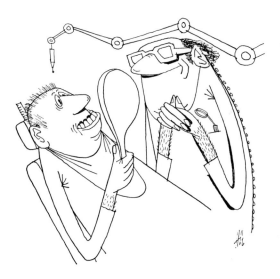

Karikatur von Ernst Hürlimann aus „Pillenfieber. Die Karikatur in der Medizin".
Rosenheimer Verlagshaus, 2. Auflage, Rosenheim, 1985

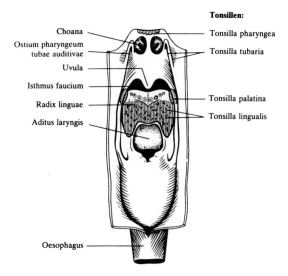

Waldeyerscher Rachenring (Einblick von hinten auf Kehlkopf und Rachen). Tonsilla tubaria = Seitenstränge (aus: Rohen JW: Funktionelle Anatomie des Menschen, 6. Auflage, Schattauer, Stuttgart, 1990)

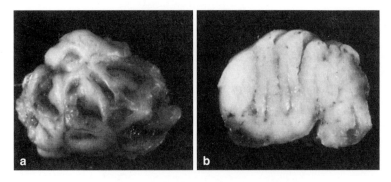

Chronische Tonsillitis palatina mit zerklüfteten und erweiterten Krypten. a) Aufsicht b) Schnittfläche

TONSILLITIS
oder
Getrennt marschieren – vereint schlagen *

Vier Mandeln sind es, die den Rachen
Und damit das Entrée bewachen,
Das Noxen aus der Außenwelt
Wortwörtlich uns vom Halse hält:

Die erste sitzt am Zungengrund
– Am Übergang vom Mund zum Schlund –
Weswegen man sie konsequent
„*Tonsilla lingualis*" nennt.

Die zweite Mandel und die dritte
Befinden beidseits sich der Mitte
Zur rechten und zur linken Hand
An unsrer Rachenhinterwand.
Schwillt die *Tonsilla palatina*
So heißt das Krankheitsbild „*Angina*".

Die Nummer vier, gleich nach der Nase,
Behütet dort die Atmungsstraße
Und wird nach Lage kurzerhand
Als die „*pharyngica*" benannt.
Als zweiter Terminus ist auch
„*Adenoide*" in Gebrauch.

Dann gibt's, in variabler Länge,
Im Pharynx noch die *Seitenstränge*:
Man kann sie zu den Mandeln zählen,
Auch wenn bestimmte Dinge fehlen,
Zum Beispiel der kompakte Bau –
So nimmt es mancher ganz genau
Und rechnet sie nach seinem Willen
Nicht zu der Gruppe der Tonsillen.

---

* Moltke: Militärische Werke, 2,2,165

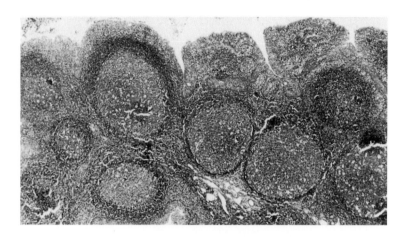

Mikroskopischer Aufbau einer Rachenmandel. Die Oberfläche zeigt plumpe Falten, die wie die Krypten der Gaumenmandeln der Oberflächenvergrößerung dienen. H.E.

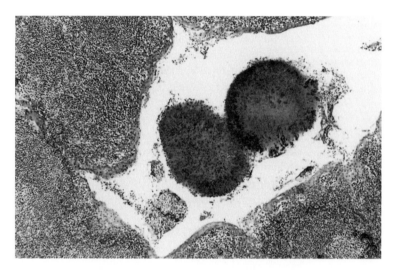

Actinomycesdrusen (kulturell meist Act. israeli) in einer erweiterten Krypte einer Gaumenmandel. Keine entzündliche Reaktion. H.E.

Weil sich die großen und die kleinen
Tonsillen zum System vereinen,
Entsteht ein wahres Superding,
Der „*Waldeyersche Rachenring*" –
Ein Bollwerk in der Abwehrschlacht,
Das aus Erregern Kleinholz macht,
Weil die Tonsillen die Bazillen
Und Viren ohne Gnade killen!
(Doch in den Krypten ist bisweilen
Actinomyces anzupeilen,
Der Strahlenpilz, apathogen,
Ist drum als harmlos anzuseh'n:
Als Untermieter akzeptiert,
Wird er vom Körper toleriert).

Ich will das Bauprinzip der Mandeln
In ein paar Sätzen nur behandeln.
Es ist bei den Adenoiden
Und Gaumenmandeln leicht verschieden:
Die ersteren besitzen Falten
(Meist hoch bei Jungen, flach bei Alten),
Den zweiten sind die Krypten eigen,
Die leider zur Entzündung neigen,
Und so entstehn aus seichten Buchten
Oft tiefe und verzweigte Schluchten.

Der Zweck der Krypten und der Falten?
Nicht nur die Fläche zu erhalten,
Die sich, vom Epithel bedeckt,
Zur Schleimhautseite hin erstreckt –
Nein, sie vergrößern so im Ganzen
Die Austauschfläche für Substanzen,
Die das Gewebe resorbiert
Beziehungsweise sezerniert.

Die zweite strukturelle Strebe
Ist das lymphatische Gewebe:
Die Lymphozyten, die dort sitzen,
Passieren jene feinsten Ritzen,
Die wie mit zarten Spinnennetzen
Den Epithelbelag durchsetzen
(Drum wird der Epithelverband
Zu Recht „retikulär" genannt).

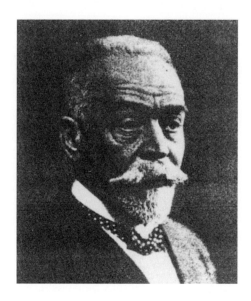

Dr. med. Emil Pfeiffer (1846–1921), praktischer Arzt in Wiesbaden seit 1872, Sekretär der Deutschen Gesellschaft für Innere Medizin (1883–1914) und der Deutschen Gesellschaft für Kinderheilkunde (1887–1905). Emil Pfeiffer verstand es, den Internistenkongress an Wiesbaden zu binden. Er war ein hochangesehener Arzt, Verfasser mehrerer – in viele Fremdsprachen übersetzter – Fachbücher zur Balneologie, Kinderernährung und Gicht und wurde u. a. 1897 konsiliarisch zu dem an Gicht und Nierensteinen leidenden Schah von Persien gerufen. Pfeiffer beschrieb als erster im Jahrbuch für Kinderheilkunde 29:257–267 (1889) – unten: Titel und erste Zeilen der Arbeit – das nach ihm benannte Krankheitsbild des „Pfeifferschen Drüsenfiebers" (Infektiöse Mononukleose). (Quelle: Vortrag Prof. Dr. F. Graser, Wiesbaden, vor der Med. Ges. Wiesbaden am 8.11.89)

Drüsenfieber.

Von

Dr. Emil Pfeiffer (Wiesbaden).

Vortrag, gehalten auf der Naturforscher-Versammlung in Köln.

(Hierzu 1 Curven-Tafel.)

Der Gegenstand der Mittheilung, für welche ich Ihre Aufmerksamkeit für kurze Zeit in Anspruch nehmen möchte, ist ein bei Kindern sehr häufig vorkommender Krankheitszustand, und ich würde nicht wagen, über denselben hier zu reden, wenn nicht die Literatur und besonders die Hand- und Lehrbücher der Kinderkrankheiten über denselben vollständig schwiegen. Es ist auch nicht meine Absicht, Ihnen ein vollständiges, nach allen Richtungen hin ausgebreitetes Krankheitsbild zu bieten, dazu fehlt bis jetzt alle pathologisch-anatomische Grundlage und besonders fehlen bakteriologische Ermittelungen.

Weil sie mit ihren Globulinen
Das Schlachtfeld regelrecht verminen,
Geht mancher böse Krankheitskeim
Schon hier den Mandeln auf den Leim
Und wird in Kürze abgetötet.
Die Mandeln sind dann nur gerötet.
Doch oft geht die Entzündung weiter,
Man sieht dann in den Krypten Eiter
Und einen Hals, der flammend glüht,
Wenn die Angina voll erblüht.

Der Lauf, den die Erkrankung nimmt,
Wird meist an diesem Punkt bestimmt:
Zum ersten kann sie glücklich heilen,
Zum zweiten lange Zeit verweilen
Und mit gehäuften Krankheitsschüben
Die Daseinsfreude heftig trüben.
Dann wird die Tonsillitis chronisch
Und die Behandlung drum drakonisch:
Der Arzt für Nase, Hals und Ohr
Hat zweifellos hier sein Ressort,
Und was das Kind im Halse quält,
Wird kunstvoll von ihm ausgeschält.

Wenn die Entzündung abszediert,
Dann wird die Sache kompliziert:
Der Arzt darf hier nicht lange säumen,
Die Eiterhöhle auszuräumen,
Denn wenn er diesen Eingriff scheut,
Kann es geschehen, dass sie streut –
Dies aber kann für den Patienten
Mit schweren Folgeschäden enden!

✳

Ich komme nun zu den speziellen
Und wichtigsten Angina-Fällen:

Mit lobenswertem Forschungseifer
Beschrieb der Doktor *Emil Pfeiffer*
(Ein Arzt mit Praxis in Wiesbaden)
Als kombinierten Krankheitsschaden,
Dass, *erstens*, die Tonsillen schwellen,
Und monozytoide Zellen,

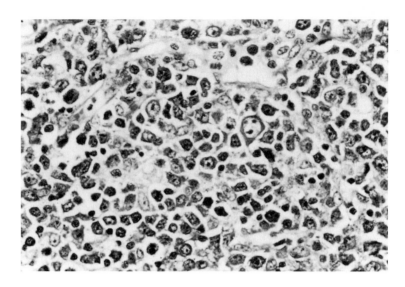

Infektiöse Mononukleose (Pfeiffersches Drüsenfieber): Tonsille mit zahlreichen basophilen Blasten

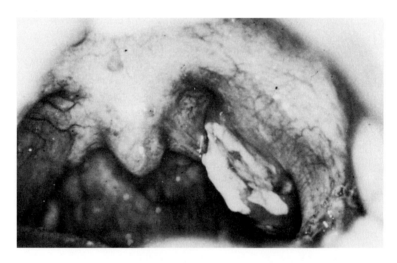

Nekrotisierende Tonsillitis bei Angina Plaut-Vincent (Aufn.: Prof. Dr. Arndt, HNO-Klinik, Wiesbaden)

Zum *zweiten*, sich im Blutbild finden,
Doch später wieder ganz verschwinden.

Zum *dritten* schwellen jene Knoten*,
Die mancher noch (obgleich verboten,
Denn Lymphe wird nicht sezerniert)
Als „Drüsen" fälschlich deklariert.
Man spricht von „*Pfeiffer's Drüsenfieber*",
Doch mir und anderen ist's lieber,
Dass man statt „Drüsenfieber" schlicht
Von „*Mononukleose*"** spricht.
Das wäre wahrlich zu begrüßen,
Denn: siehe oben, Thema Drüsen!

Man hat Jahrzehnte überlegt.
Wer diese Krankheit wohl erregt,
Es kam erst spät ans Tageslicht:
Ein Virus ist der Bösewicht!
Dies Virus namens EBV***
Kennt man seit langem recht genau
Und hat auch den Beweis erbracht,
Dass es den „*Burkitt-Tumor*" macht.

Was man im Mikroskop entdeckt,
Hat alte Hasen schon erschreckt
Mit viel Erfahrung auf dem Kasten:
Weil man dort viele große Blasten
Und manchmal Riesenzellen sieht
(Verwandt dem Typus Sternberg-Reed),
Nebst oberflächlicher Nekrose –
So wird die Mononukleose
Zu einem tückischen Phantom
Für ein gefürchtetes Lymphom!

Auch die *Angina Plaut-Vincent*
Treibt hin und wieder vehement
Ein böses Spiel mit den Tonsillen:
Mit ihren Stäbchen und Spirillen
Führt sie zur Bildung von Geschwüren,
Die manche schlimmen Ängste schüren.
Behandelt man sie resolut,
Ist die Prognose aber gut!

---

  * Lymphknoten
 ** Vollständige Bezeichnung: Infektiöse Mononuklease
*** Epstein-Barr-Virus

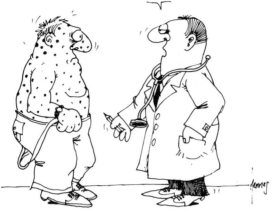

Aus: Hans Biedermann: Medizynische Heulkunde. Neckarsulm-München: Jungjohann, 1988

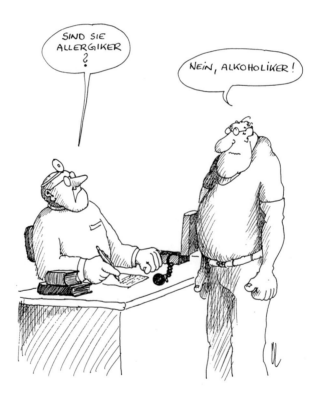

Cartoon von Volker Lange (aus: „Mit schwarzem Strich", Steinkopff, Darmstadt, 2001)

ALLERGIE
oder
Kleine Ursache – große Wirkung

Wenn im Wald und in den Wiesen
Frisches Laub und Gräser sprießen,
Stört es den Naturgenuss,
Wenn man heftig niesen muss.
Lästig wird speziell empfunden,
Geht das *Niesen* über Stunden
Oder hält sich gar der Zwang
Tage- oder wochenlang.

Wenn dann noch die *Augen* jucken
Und beim In-den-Spiegel-Gucken
Tränenreich und feuerrot
Ein Kaninchenauge loht,
Wenn dazu die *Bronchien* pfeifen,
Läßt sich mit den Händen greifen
Ohne große Phantasie:
Dies ist eine *Allergie*!

Schuld daran sind *Allergene*,
Und beherrschen sie die Szene,
Ist die Lebensqualität
Fortan äußerst dünn gesät.
In der *Nase* und den *Räumen*
Die das *Cavum nasi* säumen*,
Sieht man, dass die Schleimhaut schwillt
Und von Eos** überquillt.

Auch die *Basophilen* spielen
Mit den Eosinophilen
Ihren Part im gleichen Takt:
Beide sind sie vollgepackt
Quasi über beide Ohren
Mit *Entzündungsmediatoren*:
Diese aber werden jetzt
Von den Zellen freigesetzt.

---

* Gemeint sind die Nasennebenhöhlen
** Eosinophile Granulozyten

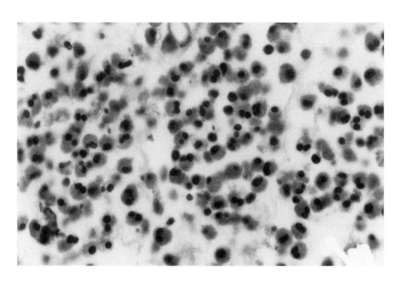

Allergisch bedingte eosinophile Sinusitis maxillaris

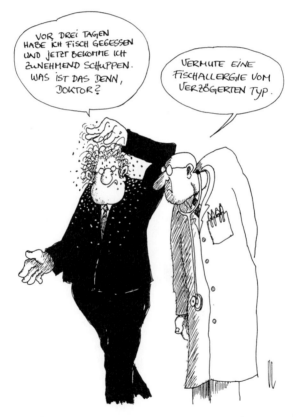

Cartoon von Volker Lange, (aus: „Mit schwarzem Strich", Steinkopff, Darmstadt, 2001)

IgE-Fc-Fragmente
Docken an die Außenwände
Basophiler Zellen an.
Dieser Antikörper kann
Nunmehr *Allergene* binden,
Welche sich im Blut befinden,
Und als nächste Reaktion
Folgt die *Degranulation.*

Die Gefäße werden weiter,
Und dies ist der Wegbereiter
Einer *Stase*, wie bekannt.
Ferner, wie die Forschung fand,
Werden undicht ihre Wände,
Flüssigkeit tritt ins Gelände,
Und so bildet das *Ödem*
Bald ein hässliches Problem:

In den Außenhaut-Gefilden
Können sich zwar *Quaddeln* bilden,
Doch im Atemwegs-System
Wird die Sache unbequem:
Spasmen glatter Muskelzellen
Können sich dazugesellen,
Und der Kranke ist bedroht
Durch *akute Atemnot*!

Bei allergischen Molesten
Lasse man sich daher *testen*:
Quaddeln sprießen aus der Haut,
Werden liebevoll beschaut,
Und danach wird man mit Spritzen
In den Körperteil zum Sitzen
Von Experten routiniert
Hyposensibilisiert.

Wenn uns Gras- und Birkenpollen
Dann im Frühjahr überrollen,
Ist die Schadenfreude groß,
Denn nun sind sie chancenlos!
Nur das Knirschen mit den Zähnen
Bleibt den bösen Allergenen
Und ein Übermaß an Frust
Von April bis zum August!

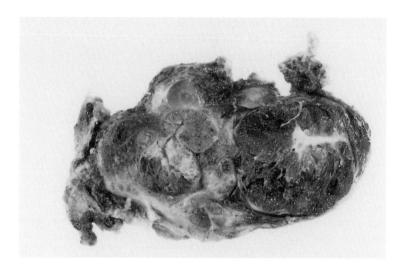

Jodmangelstruma, Operationspräparat. Mehrere Kolloidknoten. Der größte Knoten (rechts) zeigt ausgeprägte zentrale degenerative Veränderungen mit Hyalinose

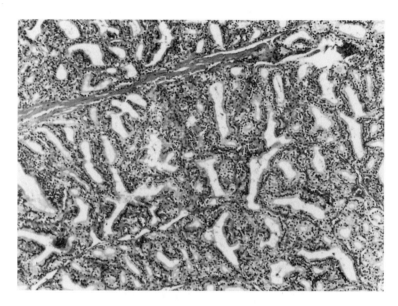

Morbus Basedow (hyperthyreote Struma). Enge Follikel, z. T. mit gefalteter Wand und hohem Zylinderepithel. H.E.

STRUMA
oder
Soviel Köpfe – soviel Kröpfe *

Wird der Hals vom Oberhemd
Ungebührlich eingeklemmt,
Ist – bei sparsamer Ernährung! –
Eine mögliche Erklärung,
Dass Dein Kleidungsstück nicht passt,
Weil Du eine *Struma* hast.

Jene Drüse vorn am Hals **
Braucht genügend *Jod* im Salz:
Jod, so lehrt die Medizin,
Braucht sie für das Thyroxin.
Wird ihr nicht genug geboten,
Schwillt sie an und bildet Knoten,
Denn gesteuert wird die Drüse
Vom Hormon der Hypophyse:
Ist im Blut zu wenig Jod,
Sieht die Hypophyse rot
Und erhöht die Produktion
Von geeignetem Hormon.
Dieser Stoff, das *TSH* ***,
Ist bekanntlich dafür da,
Dass er – völlig isoliert –
Die Follikel stimuliert.
Durch die Wucherung der Zellen
Fängt die Drüse an zu schwellen,
Mal diffus und mal nodös,
Hin und wieder gar monströs,
Und so hat der arme Tropf
Bald schon einen *Riesenkropf*!

Doch beim *Morbus Basedow*
Geht es anders, nämlich so:
Ein bestimmtes Globulin ****
Bringt der Drüse den Ruin,

---

   * Sprichwort
  ** Die Schilddrüse (sie passt nicht in dieses Versmaß!)
 *** Thyreoidea-Stimulierendes Hormon
**** LATS (Long Acting Thyroid Stimulator), ein 7S-IgG

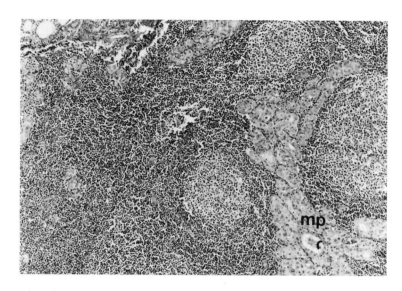

Struma lymphomatosa Hashimoto: Lymphoplasmazelluläre Thyreoiditis, Atrophie der Schilddrüse. Oxyphile Metaplasie des Follikelepithels (mp). H.E.

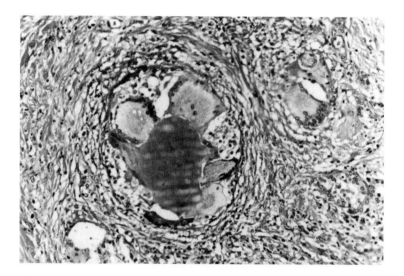

Riesenzellen-Thyreoiditis de Quervain: Atrophisierende Entzündung der Schilddrüse. Riesenzellen an eingedickten Kolloidresten. H.E.

Denn es ist im Blut enthalten,
Und es dringt durch feinste Spalten
Zu den Eiweiß-Bindungsstellen
Eben der Follikelzellen.
Wie Benzin auf eine Düse
Wirkt das Eiweiß auf die Drüse:
Thyroxin wird ungehemmt
In den Kreislauf ausgeschwemmt,
Folglich steigt die Pulsfrequenz,
Und das Auge zeigt Tendenz,
Glanzvoll zwar, doch ungebeten,
Vor die Orbita zu treten.
Zittern überfällt die Finger,
Auch wird das Gewicht geringer,
Dieser Kropf, diffus und weich,
Ist gewöhnlich seitengleich.
Oftmals hilft am Schluss reell
Nur der Mann mit dem Skalpell!

Ferner wird ein Kropf begründet,
Wenn die Drüse sich entzündet:

Bei der *Hashimoto-Form* *
Pflegt der Körper (höchst abnorm!)
Gegen seine Drüsenzellen
Antikörper herzustellen.
Plasmazellen, Lymphozyten:
Sie und andere zerrütten
Das normale Drüsenbild,
Und der Drüsenumfang schwillt.

Bei dem Typus *de Quervain* **
Wird hingegen das Terrain
Dominiert von ganz speziellen
Makrophagen-Riesenzellen.
Diese fressen Schritt um Schritt
Das Follikel-Kolloid,
Weil es ihnen, wie man meint,
Wohl als körperfremd erscheint.

---

  * Struma lymphomatosa Hashimoto
 ** Riesenzellen-Thyreoiditis de Quervain

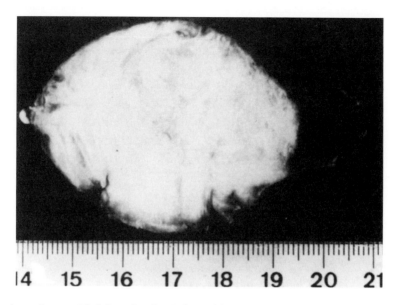

Eisenharte Struma Riedel: Makroskopisches Bild. Derbe Verwachsungen mit der Umgebung, die ein invasives Tumorwachstum vortäuschen. H.E.

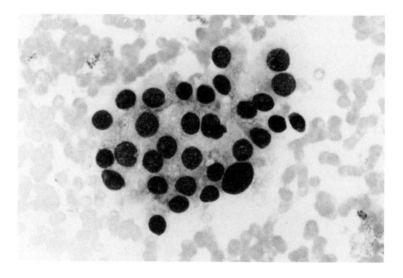

Feinnadelpunktat eines Schilddrüsenknotens. Follikuläre Proliferation mit geringer Kern- und Zellpolymorphie (DD: Follikuläres Adenom oder hochdifferenziertes follikuläres Karzinom). Papanicolaou

Ist die Drüse atrophiert
Und im Ganzen sklerosiert,
Unverschieblich obendrein,
Ihre Konsistenz wie Stein,
So gehört sie in die Sparte
„Riedel-Struma, eisenharte".*

Nur aus *einem* Klon geboren,
Gibt es schließlich die Tumoren,
Oft zu Anfang unbemerkt,
Bis ihr Wachstum sich verstärkt.
Dann vermehrt sich ihr Volumen,
Und man findet derbe Strumen
(Meist trifft es nur eine Seite,
Hin und wieder auch die zweite).
Unabhängig von der Größe
Sind sie gut, nur selten böse,
Manchmal kalt und manchmal heiß,
Wie man vom T3-Test weiß.
Häufig werden sie punktiert,
Und das Zellbild wird studiert:
Sieht man dann die kriminellen
Unerwünschten Tumorzellen,
Wird nicht lange diskutiert,
Sondern schleunigst operiert!

Alles das, was Strumen macht,
Wird am Mikroskop bedacht,
Und in Paraffinschnitt-Serien
Suchen wir nach den Kriterien,
Welche diese Drüsenleiden
Voneinander unterscheiden.
Als Ergebnis stimmt uns froh:
Tumor: Nein! Kein Basedow!
Nur ein blander Knotenkropf
Stört den höchsten Kragenknopf!

---

* Eisenharte Struma Riedel (chronische fibrosierende Thyreoiditis)

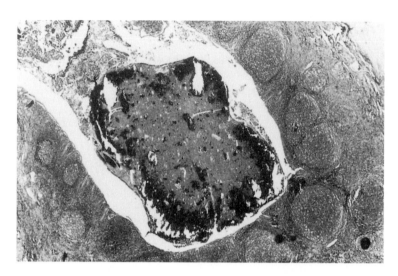

Koprostase der Appendix: Kotstein in der Lichtung, noch ohne floride entzündliche Wandveränderungen. H.E.

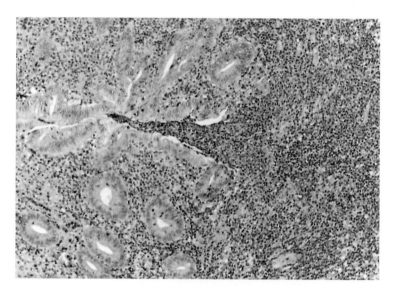

Akute eitrige Appendizitis: Umschriebener Schleimhautdefekt mit einem Pfropf aus neutrophilen Granulozyten, der in die Lichtung hineinreicht. Rechts dichte Granulozyteninfiltration der Submukosa. Im Original rote Zytoplasmaanfärbung der Granulozyten mit der Naphthol-AS-D-Chlorazetat-Esterase-Reaktion nach Leder

APPENDIZITIS
oder
Ein jeder Mann hat seinen Wurm *

Erstens ist der Wurmfortsatz
Anatomisch fehl am Platz:

Abseits der Verdauungsstraße
Neigt er sehr zur Koprostase:
In dem langen dünnen Rohr
Kommt dieselbe häufig vor,
Denn was sich im Lumen staut,
Wird nicht länger mehr verdaut,
Sondern langsam dehydriert
Und zum Kotstein kondensiert.

Zweitens ist der Wurmfortsatz
Physiologisch für die Katz:

Er ist nämlich lange schon
Ohne jegliche Funktion –
Ein historisch alter Zopf
Und so nutzlos wie ein Kropf!

Das entzündliche Geschehen
Lässt sich daher leicht verstehen:

Weil der Wurm sich nicht entleert
Und die Keimzahl sich vermehrt,
Wird die Schleimhaut attackiert
Bis sie schließlich ulzeriert.
Unterhalb der Schleimhautzone
Folgt als nächstes die *Phlegmone*,
Die vom Epitheldefekt
Sich nach außen hin erstreckt.
Später wird dann von *Abszessen*
Die gesamte Wand zerfressen,
Und dann hilft das Messer nur
Vor noch schlimmerer Tortur:

---

* Goethe: Sprüche in Reimen

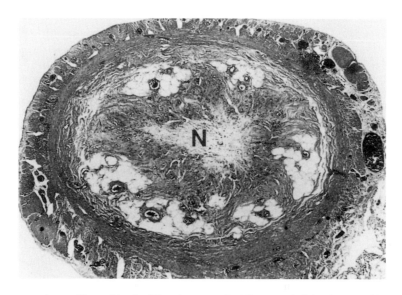

Neurogene Appendikopathie: Proliferation neuraler Elemente (N) in einer narbig obliterierten Appendixspitze. H.E.

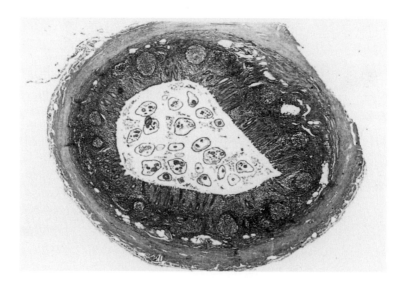

Oxyuriasis der Appendix: Querschnitte zahlreicher Würmer im Appendixlumen. H.E.

Denn es schadet der Prognose,
Wenn die Wandung durch Nekrose
Den Zusammenhalt verliert
Und am Ende perforiert:
Dann entstehen *Empyeme*,
Und es wachsen die Probleme!

Die Entzündung kann bisweilen
(Nur in frühen Phasen!) heilen,
Und dann sieht man Plasmazellen
Neben ein paar Narbenstellen.
Leider führt die *Wandfibrose*
Hin und wieder zur *Stenose*,
Die Entzündung wird aktiv,
Und es kommt zum *Rezidiv*.

Manchmal wuchern gar am Ende
Die *neuralen Elemente*,*
Die in den Appendix-Spitzen
In den Narbenherden sitzen:
Schmerz, der immer wiederkehrt,
Wird durch den Befund erklärt!

Ganz spezielle Kreaturen
Sind *Appendix-Oxyuren*,
Die (mich packt dabei das Grausen)
Tief in der Appendix hausen.
Dort, trotz Dunkelheit und Mief,
Sind sie überaus aktiv,
Und sie legen, nicht zu knapp,
Da auch ihre Eier ab.

Selten ist die Diagnose
Der *Appendix-Yersiniose*,
Denn gewöhnlich ist der Keim
Nur im Ileum daheim.
Daher ist auch wohlbegründet
Meist das Ileum entzündet
Und der Wurmfortsatz verschont,
Weil der Keim woanders wohnt.

---

* Neurogene Appendikopathie (Appendicite neurogène)

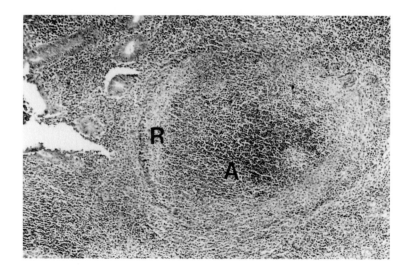

Appendix-Yersiniose: Sog. retikulozytäre abszedierende Appendizitis mit einem von großen Retikulumzellen (R, heller Saum) begrenzten Abszess (A, dunkles Zentrum). H.E.

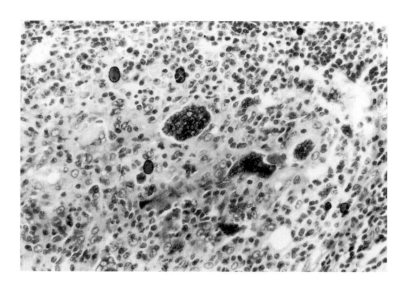

Warthin-Finkeldeysche Riesenzellen in der Appendixschleimhaut bei Masern. Masern-Diagnose anhand des Befundes zwei Tage vor Ausbruch des Exanthems gestellt. H.E.

Äußerst typisch ist indes
Die besondre Art Abszess,
Da sich Kränze großer Zellen *
Dem Abszess hinzugesellen:
Nimmt man diese Zellen wahr,
Ist die Diagnose klar! **

Ausnahmsweise festzustellen
Sind spezielle Riesenzellen,
Marke *Warthin-Finkeldey*:
Sie erlauben einwandfrei,
Eine Infektion mit Viren
Prompt zu diagnostizieren.
Den Experten ist geläufig:
Sie sind ganz besonders häufig
Bei den *Masern*, und zudem
Da schon *vor* dem Exanthem!
Überrascht sind der Pädiater
Nebst der Mutter und dem Vater,
Schreibt der Pathologe glatt,
Dass das Kind die Masern hat!

Gleichermaßen als sehr selten
Hat der *Morbus Crohn* zu gelten.
Jedenfalls gilt diese Norm
Für die isolierte Form.

Nur am Rande ist zu nennen,
Was die meisten nicht mehr kennen:
Die *Appendix-Tbc.*
Ist heut nahezu passé.

✳

Die Entzündung kann erfassen
Menschen aller Altersklassen:
Opa, Vati, Hosenmatz,
Alle plagt der Wurmfortsatz!
Darum muss der Arzt sein Denken
Stets auf die Appendix lenken:

---

 * Retikulumzellen
** Appendix-Yersiniose

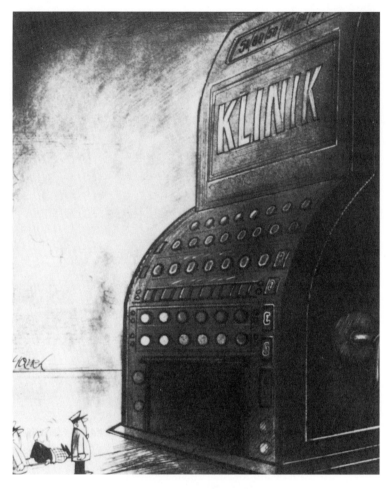

Karikatur von Walter Hanel. Aus: Pillenfieber. Die Medizin in der Karikatur. Rosenheimer Verlagshaus, 2. Auflage, Rosenheim, 1985

Fieber, Druckschmerz, Übelkeit
Warnen ihn zur rechten Zeit.
Auch die Leukozytenzahl
Setzt ein wichtiges Signal,
Und dann geht es ohne Zagen
Der Appendix an den Kragen!

Manchmal wird der Wurm *links unten*
Statt am „rechten" Fleck gefunden.
Und natürlich schmerzt dann auch
Links statt rechts der Unterbauch!
Zur Vermeidung von Prozessen
Darf man niemals dies vergessen!

*

Hunderte Millionen Taler
Kostet es den Steuerzahler,
Dass die Bürger sich in Massen
Von dem Wurm befreien lassen –
Angesichts des Kostendrucks
Für die Kassen eine Crux!
Dabei sich noch auszumalen,
Dass wir nur die Zeche zahlen
Für ein hässliches Fossil,
Ist des Guten schier zuviel!

Doch wir müssen es ertragen:
Sinnlos ist es, zu beklagen
Als das Geld fürs Krankenhaus:
Wenn er krank ist, muss er raus!

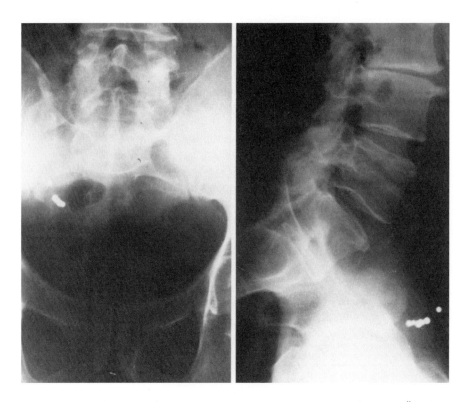

Schrotkörner in der Appendixlichtung. A.p. und seitliche Röntgenaufnahme. (Überlassen von den Herren Dr. G. Vogel und Dr. H. H. Schmohl (Marl))

MENSCHEN VON RECHTEM SCHROT UND KORN
oder
Rache folgt der Freveltat *

Entenbrust und Hasenrücken
Haben manchmal ihre Tücken,
So wie Rebhuhn und Fasan:
Denn man kann bei diesen Speisen
Plötzlich auf ein Schrotkorn beißen,
Und dann explodiert der Zahn:
Hoher Druck auf kleine Fläche –
So bezahlt der Zahn die Zeche
Für die Regeln der Physik.
Doch auch anderen Organen
Droht vom Schrot in den Fasanen
Hin und wieder Missgeschick:

Wenn die Körner aus dem Braten
In den Wurmfortsatz geraten,
Werden sie dort eingeklemmt,
Weil die enge Blinddarm-Lichtung
Nebst der Art der Muskelschichtung
Leider die Entleerung hemmt.
Langsam wird der Körner-Speicher
Mit den Jahren körnerreicher
Durch das bleigespickte Wild,
Kann zu Bauchbeschwerden führen,
Und gleich edlen Perlenschnüren
Prangt das Schrot im Röntgenbild.

Ein Patient mit solchen Bildern
Steht in dem Verdacht zu wildern
(Ungerecht ist dieser Schluss!).
Doch auch mancher andre Jäger
Wird zum Schrotkorn-Dauerträger,
Isst er Wild im Überfluss!

---

* Schiller: Gedichte: Das Siegesfest

Auch Gourmets, die, statt zu schießen,
Edles Wildbret nur genießen,
Sind in gleicher Form bedroht,
Und am Ende droht auch jenen,
Die schlecht kauen mit den Zähnen,
Die Appendix voller Schrot.

All dies kann mich nicht verdrießen
Weiter Wildbret zu genießen,
Denn ich habe konsequent
Mich vor mehr als vierzig Jahren,
Um mir Ärger zu ersparen,
Von dem Wurmfortsatz getrennt!

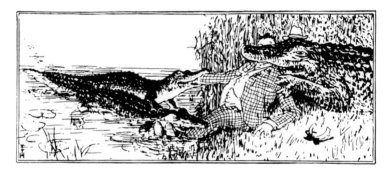

Th.-Th. Heine: Blinddarmentzündung. Simplicissimus 1907. „Gebt Obacht, Kinder, daß
ihr die Hosenknöpfe ausspuckt, man kriegt leicht Blinddarmentzündung davon" (aus
Helmut Vogt: Medizinische Karikaturen von 1800 bis zur Gegenwart. J. F. Bergmann,
München 1980)

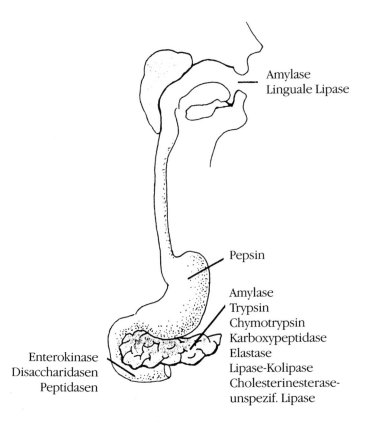

Amylase
Linguale Lipase

Pepsin

Amylase
Trypsin
Chymotrypsin
Karboxypeptidase
Elastase
Lipase-Kolipase
Cholesterinesterase-
unspezif. Lipase

Enterokinase
Disaccharidasen
Peptidasen

Fortschreitende Verdauung der Nahrung durch verschiedene Enzyme des Magendarm-traktes. Die ersten Enzyme stammen aus den Speicheldrüsen, gefolgt von denen aus dem Magen und Dünndarm (modifiziert aus: Fenoglio-Preiser CM, Lantz PE, Listrom MB, Davis M, Rolke FO: Gastrointestinal Pathology. New York, Raven, 1989)

PHYSIOLOGIE DER VERDAUUNG
oder
Gut Ding will Weile haben *

Jede Art geformter Speise
Geht auf ihre letzte Reise
Immer nach dem gleichen Plan:

Anfangs formen Zahn um Zahn
Aus dem Steak und Frühstücksei
Einen weichen Speisebrei.
Mit der Hilfe von Fermenten,
Die die Speicheldrüsen spenden,
Wird das Essen angedaut
Und nicht einfach nur zerkaut.

Gleitet es vom Zungengrund
Weiter abwärts in den Schlund,
Resultiert der Schluckreflex
(Jener Vorgang ist komplex,
Und ihn näher zu beschreiben,
Lasse ich hier lieber bleiben).
Nur das eine muss man wissen:
Dass ein jeder Nahrungsbissen
Der an diese Stelle rutscht,
Durch die Speiseröhre flutscht.

So gelangt er in den Magen:
Dessen Form gleicht einem Haken,
Und an seinem tiefsten Punkt
Wird der Bissen eingetunkt
In den See aus Magensaft.
Der besitzt Verdauungskraft,
Denn der Saft enthält speziell
a) Pepsin, b) HCl.
Ferner wird die Magenwand
Durch den Nahrungsbrei gespannt
Und macht Peristaltik-Wellen,
Mittels ihrer Muskelzellen.

---

* Sprichwort

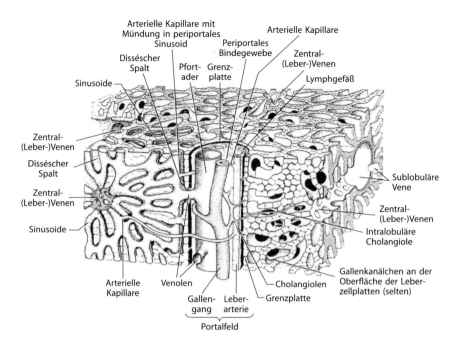

Arterielle Kapillare mit
Mündung in periportales
Sinusoid

Arterielle Kapillare

Disséscher
Spalt

Periportales
Bindegewebe

Zentral-
(Leber-)Venen

Pfort-
ader

Grenz-
platte

Sinusoide

Lymphgefäß

Zentral-
(Leber-)Venen

Disséscher
Spalt

Zentral-
(Leber-)Venen

Sublobuläre
Vene

Sinusoide

Zentral-
(Leber-)Venen

Intralobuläre
Cholangiole

Arterielle
Kapillare

Venolen

Cholangiolen

Gallenkanälchen an der
Oberfläche der Leber-
zellplatten (selten)

Gallen-
gang

Leber-
arterie

Grenzplatte

Portalfeld

Die Leber: ein komplex aufgebautes chemisches Laboratorium mit einer Vielfalt unter-
einander verzahnter anatomischer Strukturen (modifiziert aus: Sherlock S: Diseases of
the liver and biliary system, 4th edn. Oxford-London etc., Blackwell 1985)

Dann, im weiteren Verlauf,
Geht der Magenpförtner auf,
Und der Brei tritt körperwarm
Nun in den Zwölffingerdarm.
Sein pH, zunächst noch sauer,
Bleibt dies nur für kurze Dauer,
Denn er wird im Darm-Milieu
Nun alkalisch, peu-à-peu.
Dafür ohne Unterlass
Sorgt der Saft des Pankreas,
Der aus der Papille fließt
Und sich in den Darm ergießt.
Er enthält Bibarbonat
Und hebt damit akkurat
Den pH auf jenen Wert,
Wie der Körper ihn begehrt:
Denn die Pankreas-Fermente
Sind mit ihrer Kunst am Ende,
Wenn der Wert zu niedrig liegt,
Weil die Säure überwiegt!

Nur bei richtigem Verhalten
Wird die Nahrung aufgespalten
Durch Trypsin und Amylase
Und die Fette durch Lipase
(Diese braucht in jedem Falle
Für ihr Wirken reichlich Galle,
Weil nur dieses Zwiegespann
Fettsubstanzen spalten kann).

Durch die Dünndarm-Kontraktionen
Wird der Chymus in Regionen
Weiter distal transportiert,
Von den Zotten resorbiert
Und zur Leber fortgeleitet,
Die ihn chemisch aufbereitet:
Sie ist quasi das Labor,
Die Chemie drum ihr Ressort
(Daher ist auch die Zirrhose
Eine ziemlich böse Chose!).

Jenseits der Bauhinschen Klappe
Folgt sodann die Schlussetappe:
Bei den Peristaltik-Wogen
Wird das H_2O entzogen,
Und akute Wassernot
Formt den Speisebrei zum Kot.
Dieser wird alsbald in Frieden
Durch den Anus ausgeschieden.
Oft, ein jeder kann's bekunden,
Ist dies mit Geräusch verbunden,
Denn in dieser letzten Phase
Bilden sich bestimmte Gase!

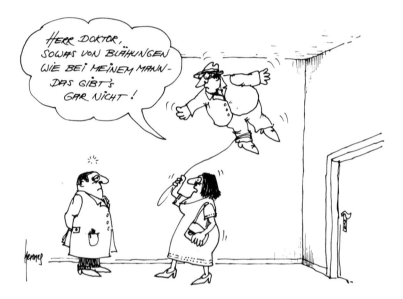

Aus Hans Biedermann: Medizynische Heulkunde. Jungjohann, Neckarsulm-München, 1988

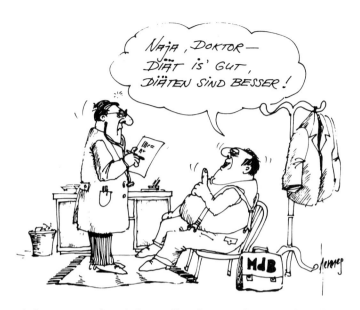

Aus Hans Biedermann: Medizynische Heulkunde. Jungjohann, Neckarsulm-München, 1988

*

Damit, Ihnen zur Erbauung,
Schließt mein Vortrag zur Verdauung,
Doch er bildet nur den Rahmen,
Den Sie bis zum Staatsexamen
Noch mit detailliertem Wissen
Und Erfahrung füllen müssen!

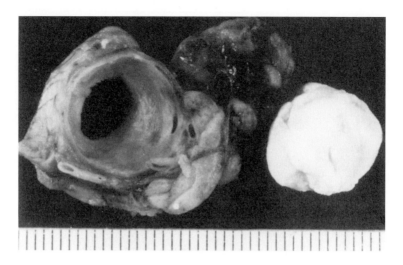

Gl. submandibularis mit Speichelstein (Sialolithiasis) und chronischer unspezifischer Entzündung. Der entnommene Stein liegt neben dem stark erweiterten Ausführungsgang

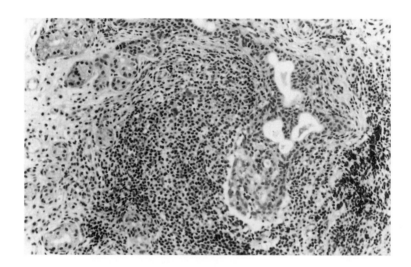

Gl. submandibularis bei M. Sjögren: Atrophie des Parenchyms, nur geringe Proliferation der Myoepithelien, Lymphozyteninfiltrate. H.E.

PATHOLOGIE DER VERDAUUNG
oder
Langer Weg – viel Gefahr *

Gestern habe ich erklärt,
Was der Speise widerfährt
Auf dem Wege von oral
Abwärts zum Analkanal.
Dass dergleichen lange Strecken
Voller Hindernisse stecken,
Welche die Verdauung stören,
Werden Sie als nächstes hören:

*

Gleich am Anfang zu erwähnen
Ist der Ärger mit den Zähnen:
Hast Du statt derselben Lücken,
Helfen Dir nur teure Brücken.
Notfalls ist hier die Domäne
Für stabile dritte Zähne,
Denn ein fehlendes Gebiss
Ist ein rechtes Ärgernis.

Manchmal ist der Mund zu trocken,
Weil die Speicheldrüsen bocken:
Steine in den Speichelgängen,
Die sich in die Lichtung zwängen,
Führen dadurch zum Verschluss,
Und dann stockt der Speichelfluss.

Trocken wird es auch im Mund,
Leidet man an Drüsenschwund
(Nach der Terminologie
Spricht man hier von Atrophie).
Dieses stellt besonders klar
Sich beim *Morbus Sjögren* dar.

---

* Sprichwort

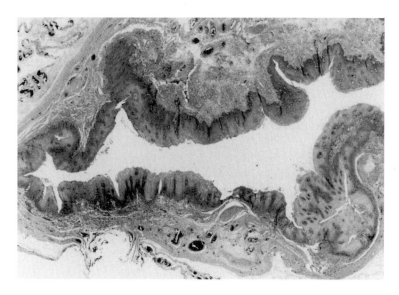

Zenkersches Pulsionsdivertikel im Hypopharynx. Auskleidung durch Plattenepithel.
H.E.

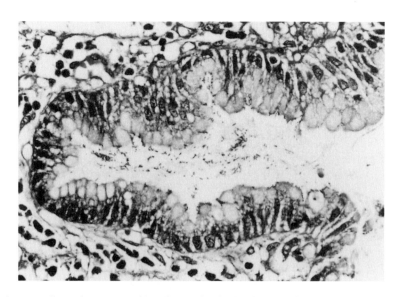

Starke Besiedlung der Magenschleimhaut-Oberfläche durch Helicobacter pylori.
Löffler'sche Methylenblaufärbung

Nächster Schritt: Oesophagus:
Manches schafft auch dort Verdruss,
Divertikel beispielsweise
Füllen langsam sich mit Speise,
Wenn sie oben sich und hinten
Noch im Hypopharynx finden.
Langsam wird der Blindsack größer
Und die Sache damit böser,
Denn die Speise-Retention
Führt zur Lichtungskompression
Wird der Speisebrei zuletzt
Von Bakterien zersetzt,
Droh'n dem Kranken zweifelsohne
Dann Abszess, Gangrän, Phlegmone!

Harmlos aber ist der Zwickel,
Der als *Traktionsdivertikel*
– Meist durch Narbenzug bedingt –
In der Mitte vorn entspringt.
Weil er aufwärts sich erstreckt,
Fehlt ein schädlicher Effekt:
Die Natur hat vorgebaut,
Dass sich dort kein Essen staut!

*

Viele Menschen hört man klagen
Über ihren schwachen Magen.
Schuld daran: *Helicobacter*,
Ein zwar kleiner, doch vertrackter
Kurvenförmig krummer Keim.
Er bewohnt den Magenschleim,
Und die Magensäure kann
Darum nicht an ihn heran!
Er erzeugt im Übermaße
Ein Enzym, die Urease,
Was mit einem Farbstofftest
Sich bequem beweisen lässt.
Zu Gastritis und Geschwüren
Kann Helicobacter führen:

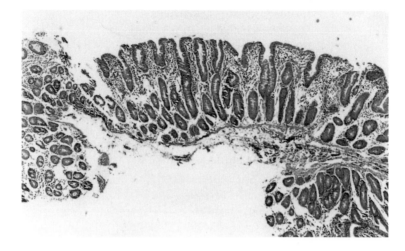

Atrophie der Dünndarmschleimhaut bei einheimischer Sprue (Zöliakie). Verlust des Zottenreliefs. H.E.

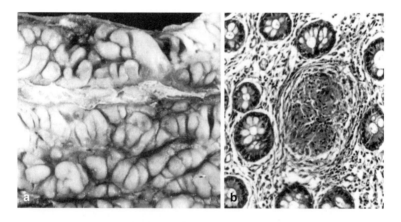

Morbus Crohn: a) Kopfsteinpflasterbild der Mukosa mit einer längsgestellten Fissur. b) Epitheloidzellgranulom in der Schleimhaut. H.E.

Uns geplagte Pathologen
Hat man daher streng erzogen,
Dass wir ihn in seinen Nischen
Mit dem Mikroskop erwischen –
Und so sitzen wir und suchen,
Und wir könnten ihn verfluchen!

*

Unten tief im Duodenum,
Stärker noch in dem Jejunum, *
Geht es unerfreulich zu
Bei der Krankheit namens *Sprue*.
Jeglicher Beschreibung spotten
Abgeflachte Dünndarmzotten:
Ist die Atrophie komplett,
Gleicht die Schleimhaut einem Brett,
Flach und gänzlich kahlgeschoren.
Schuld, so lehren Professoren,
Sei an dieser großen Pleite
Das Gluten aus dem Getreide:
Streicht man es vom Speiseplan,
Heilt die Krankheit meist spontan!

Dünn- und Dickdarm, diese beiden,
Haben viele and're Leiden:
So zerstört der *Morbus Crohn*
Die Struktur und die Funktion.
Sichtbar hinterlässt er Spuren
Durch Stenosen und Fissuren,
Und am Ende des Desasters,
Steht das Bild des Kopfsteinpflasters
Mit den sehr bemerkenswerten
Epitheloidzellherden
Und den beinah obligaten
Lymphozyten-Aggregaten.
Für den Morbus Crohn normal,
Trifft man all dies transmural.
Die *Colitis ulcerosa*
Schädigt meist nur die Mukosa.

---

* Kein guter Reim – aber wissen Sie für dieses Thema einen besseren?

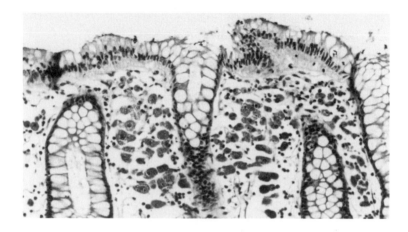

Melanosis coli mit pigmenthaltigen Makrophagen im Schleimhautstroma. H.E.

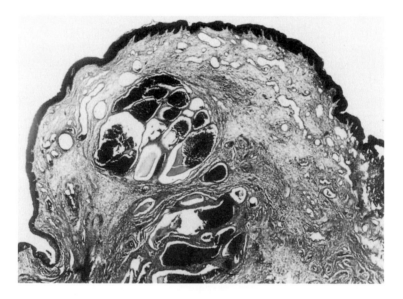

Hämorrhoide. H.E.

Langsam rückt der Anus näher,
Und der Speisebrei wird zäher:
Progredient wird er entwässert,
Was die Konsistenz verbessert.
Wenn er flüssig bleibt, mon Dieu,
Kriegt man eine *Diarrhoe*
Andrerseits: Wird er zu dick,
Ist auch das ein Missgeschick,
Ganz besonders, wenn der Darm,
Träge ist, dass Gott erbarm'!
Einst verschaffte das Klistier
Den Betroffenen Plaisir.
Später kam Erlösung dann
Durch den Zipfelmützen-Mann,
Der, die Kerze in der Hand
(Und in langem Nachtgewand)
Fast in jeder Zeitung stand!*
Heute hilft die Pharmazie:
Aus den Küchen der Chemie
Kommen Zäpfchen, Pulver, Pillen,
Um den trägen Darm zu drillen.
Manchmal hat man damit Glück,
Häufig aber bleibt zurück
Von der Abführmittel-Soße
Eine *Schleimhaut-Melanose*.
Dabei zeigt sich die Mukosa
Braun anstatt von zartem Rosa,
Vollgefressen bis zum Kragen
Sind die Schleimhaut-Makrophagen
Mit Pigment aus den Laxantien
Und aus allerlei Purgantien.

---

* Der Zipfelmützenmann war die nahezu legendäre Werbefigur für das Abführmittel „Darmol", das 1981 vom Markt genommen wurde

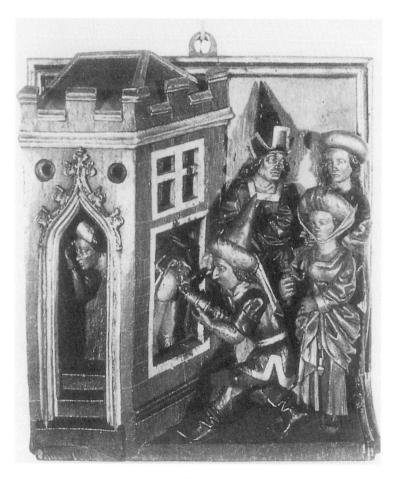

Werbeschild eines Apothekers aus Flandern, der neben seinen Arzneien auch seine Dienste als diskreter Klistierkünstler anbot (15. Jahrhundert)
Aus Petra Schramm: Vom Grimmen im Leibe. Edition Rarissima, Taunusstein, 1990

Unbequem sind ganz entschieden
Schließlich auch die *Hämorrhoiden*.
Wenn sie dann noch thrombosieren,
Gibt es nichts zu jubilieren:
Vielmehr wandelt die Toilette
Sich zu einer Folterstätte!
Zäpfchen, welche Schmerzen lindern,
Können oftmals nicht verhindern,
Dass der arme Mensch am Schluss
Zum Chirurgen eilen muss!

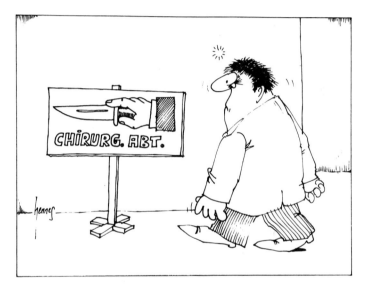

Aus Hans Biedermann: Medizynische Heulkunde. Jungjohann, Neckarsulm-München, 1988

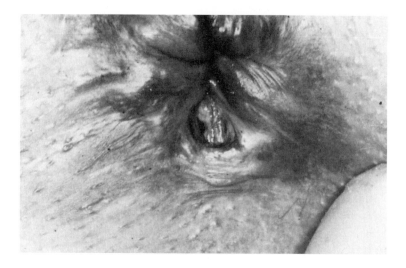

Dorsale Analfissur (in Steinschnittlage aufgenommen). Foto Dr. H. Müller-Lobeck, Deutsche Klinik für Diagnostik, Wiesbaden

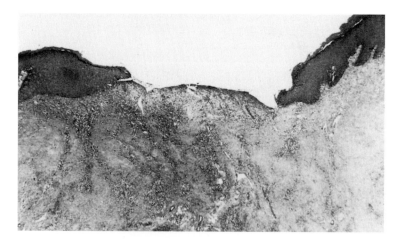

Analfissur: Umschriebener Defekt des Anoderm mit chronischer unspezifischer Entzündung am Grund. H.E.

ANALFISSUREN
oder
Nihil est ab omni parte beatum *

Bei der Anoderm-Ruptur
Spricht man von Analfissur.
Dieser Riss liegt, wie bekannt,
Oberhalb vom Sphinkter-Rand,
Und sein äußerer Aspekt
Ist ein länglicher Defekt
Mit drei Ecken, meistens schmal,
Manchmal auch in Doppelzahl,
Also vorne wie auch hinten
Im Analkanal zu finden.

Wenn der After juckt und brennt,
Ist der Schmerz oft vehement,
Und so tut bei der Fissur
Mancher Kranke einen Schwur,
Dass, wer ihm die Leiden nähme,
Geld und Gut dafür bekäme
(Hinterher ist dies indessen
In der Regel schnell vergessen!).

Wie ein solcher Riss entsteht,
Weiß man oftmals nicht konkret,
Und dann heißt er automatisch
„Primär" oder „idiopathisch".
Nicht die Infektion allein
Scheint dabei im Spiel zu sein –
Muskuläre Dysfunktion
Ist in der Analregion
In Gestalt von trägen Wellen
Hin und wieder festzustellen.
Auch der Muskeltonus steigt,
Wie sich manometrisch zeigt.
Doch man diskutiert konträr:
Ist dies gar nur sekundär?
Oder ist es manches Mal
Doch für die Fissur kausal?

---

* Es gibt kein vollkommenes Glück. Horaz: Oden, II, 16, 27 f

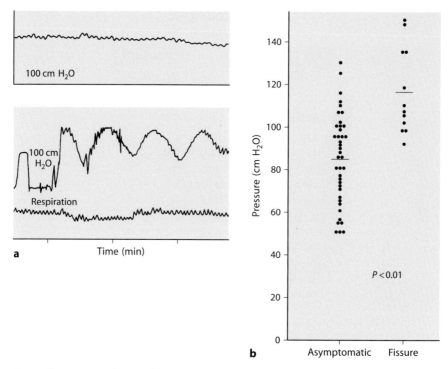

a) Motilitätsstörung bei Analfissur. Unten: sog. ultra-langsame Wellen bei maximalem Druck. Oben: Gesunde Kontrollen
b) Maximaler analer Druck bei 40 asymptomatischen Personen und 12 Kranken mit Analfissur (aus Hancock et al. (1977) Br J Surg 64:92–95)

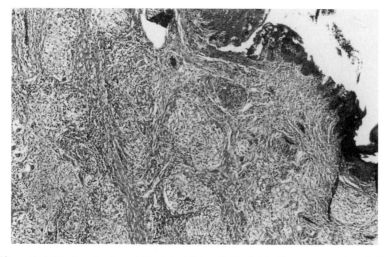

Analfissur bei Morbus Crohn: Zahlreiche kleine Epitheloidzellgranulome innerhalb des Granulationsgewebes. H.E.

Andererseits: Bei manchem Riss
Ist der Anlass ganz gewiß:
Keineswegs von ungefähr
Heißt er dann auch „sekundär".
Zu den altbekannten Gründen,
Die sich in den Büchern finden,
Zählt die *Syphilis* z. B.,
Ferner auch die *Tbc*.
Doch was früher häufig war,
Das ist heutzutage rar:
Heute sitzt der *Morbus Crohn*
Unbestritten auf dem Thron!

Manchmal ist auch die Fissur
Schlichte *Traumafolge* nur,
Denn der Anus ist bedroht
Einerseits von hartem Kot,
Andrerseits von vielen Dingen,
Die von außen in ihn dringen,
Und man findet deren Spuren
In Geschwüren und Fissuren.

Auch die Brut der *Oxyuren*
Macht in dieser Art Fissuren:
Ihre transanale Reise
Juckt in penetranter Weise,
Und so schafft sie indirekt
Die Fissur per *Kratzeffekt*!

Heilt die Wunde nicht spontan
Tritt der Doktor auf den Plan
Und beseitigt mit Bravour
Und dem Messer die Fissur!

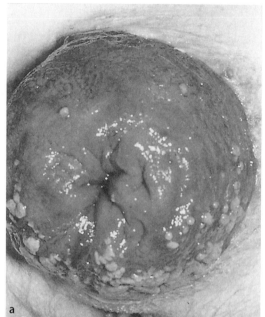

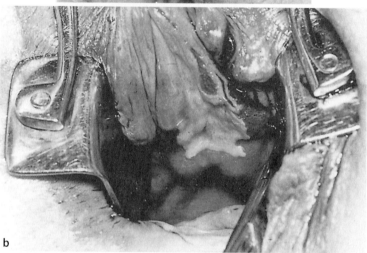

a) Ausgedehnte, teils flache, teils polypoide Bezirke eines rektalen MPS in der Schleimhaut eines massiv prolabierten Rektum.

b) Rektoskopische Aufnahme eines typischen rektalen MPS der Rektumvorderwand mit zungenförmigen Ausläufern bei manifestem Rektumprolaps. Ausgedehntes rektales MPS der Rektumvorderwand auf prolabierter Hämorrhoide mit Übergang auf die Rektumschleimhaut (Aufn.: Dr. H. Müller-Lobeck, DKD Wiesbaden, aus: Kraemer M, Remmele W, Müller-Lobeck H (1989) The Mucosal Prolapse Syndrome: Clinical and pathologic study of 154 cases and review of the literature. Progr. Surg. Pathol. 10:211–236)

REKTALES UND GASTRALES
MUKOSA-PROLAPS-SYNDROM
(1)
Das sog. Ulcus recti simplex
oder
Name ist Schall und Rauch *

Stuhlgang ist im Endergebnis
Stets auch ein Erfolgserlebnis,
Denn wenn uns der Stuhl*drang* plagt,
Ist auch Stuhl*gang* angesagt!

Oftmals aber, in der Frühe,
Ist vergebens alle Mühe,
Und wir kennen manchen Grund
Für den lästigen Befund:

a) Ein Muskel muss erschlaffen **,
Um dem Stuhlgang Bahn zu schaffen:
Bleibt er krankhaft kontrahiert,
Ist die Darmwand starr fixiert.

Beim Versuch zu defäkieren,
Kann dann Folgendes passieren:
Wenn der Darm nach unten rückt,
Wird er gegen ihn gedrückt.

Schließlich (und das ist noch böser
Und der Schaden ist noch größer)
Wird die Darmwand eingeklemmt,
Was die Blutversorgung hemmt.

b) Der Darm ist irritabel ***,
Und man fühlt sich miserabel,
Weil ein Bauch, der sich nicht rührt,
Stets zu Missbehagen führt.

---

  * Goethe: Faust I, 16 (Faust)
 ** *M. puborectalis*
*** Sog. *Colon irritabile*

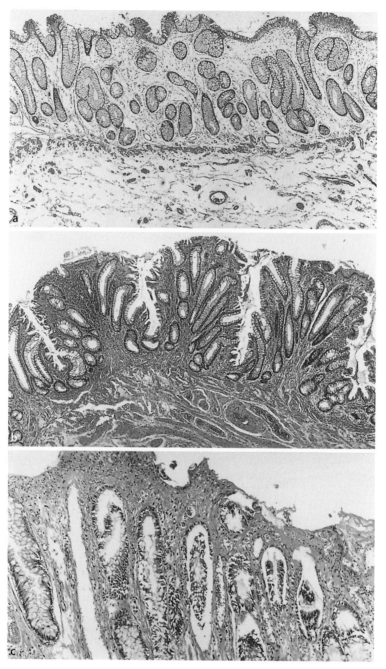

Drei verschiedene Phasen des rektalen MPS: a) Ödem der Mukosa und Submukosa.
b) Hyperplasie (mit metaplastischen Kryptenveränderungen) und fibromuskuläre
Obliteration der L. propria. c) Oberflächliche Erosion (kein Ulkus!). (Aus Kraemer M
et al. (1989): Progr. Surg. Pathol. 10:211–236)

Manche, die dann wie besessen
Mit den Bauchwandmuskeln pressen,
Stülpen so ihr Enddarmrohr
Außen durch den Anus vor.

Für den Darm ist's unzuträglich,
Treibt man diesen Unfug täglich,
Denn die prolabierte Wand
Wird beim Prolaps angespannt.

Bald schon lässt an diesen Stellen
Ein Ödem die Schleimhaut schwellen,
Und es treten auch im Nu
Kleine Blutungen hinzu.

Gelblich-grau, wie Fensterleder,
Liegt der Herd nur Zentimeter
Über dem Analkanal
In der Rektumwand ventral.

Sein *Erscheinungsbild* ist scheckig:
Linear, oval, mal eckig
Und in beinah jedem Fall
Liegt am Rand ein Schleimhautwall.

Die Mukosa ist verbreitert,
Mal die Krypten auch erweitert.
Aus der Tiefe sieht man oft,
Wenn auch ziemlich unverhofft,

Muskelfasern aufwärts streben,
Um der Schleimhaut Halt zu geben.*
Die entwickelt sich bombastisch
Und wird hyper-/metaplastisch.

So entstehen auch Polypen,
Doch sie zählen zu den Typen,
Die, wer sie nicht richtig kennt,
Falsch als „Adenom" benennt.

---

* Sog. fibromuskuläre Obliteration der L. propria

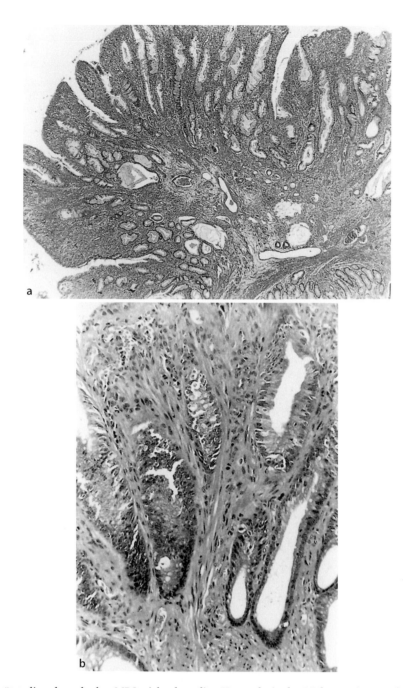

Spätstadien des rektalen MPS: a) hochgradige Hyperplasie der Mukosa mit metaplastischen Kryptenveränderungen. Cave: Verwechslung mit einem villösen Adenom!
b) Ausgeprägte fibromuskuläre Obliteration der L. propria. Die glatten Muskelfasern reichen bis unter die Oberfläche (aus Kraemer M et al. (1989))

Diese falsche Diagnose
Führt vielleicht gar zur Neurose.
Der Patient wird irritiert,
Weil man ständig biopsiert!

Manchmal sieht man *Erosionen*,
Doch hier gilt es zu betonen:
Ulzera, die sieht man nicht!
Wer vom „*Ulcus recti*" spricht,

Sollte diesen alten Namen
Rasch begraben – Punkt und Amen!
Er ist schlicht total verkehrt,
Obsolet und nichts mehr wert.

MPS * – so heißt das Leiden,
Und es lässt sich nicht bestreiten,
Dass sich in dem Wort verbirgt,
Was das Krankheitsbild bewirkt:

Um das Leiden zu kurieren,
Muss den *Prolaps* man sanieren:
Wer den Herd nur exzidiert,
Hat die Sache nicht kapiert!

Prolabierte *Hämorrhoiden*
Können gleiche Bilder bieten,
Manchmal tritt es im Verlauf
Eines *Anus praeter* auf.

Das Prinzip ist stets das gleiche:
Denn der Prolaps stellt die Weiche:
Wenn die Schleimhaut prolabiert,
Wird sie überstrapaziert!

---

* MPS = Mukosa-Prolaps-Syndrom (du Boulay et al. 1983)

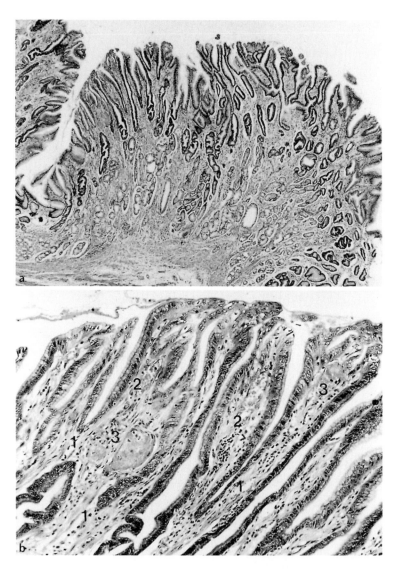

Mikroskopisches Bild des Wassermelonen-Magens: a) Hyperplasie und fibromuskuläre Obliteration der Schleimhautfalten. b) Fibromuskuläre Obliteration (1), Kapillarhyperämie (2) und frische Thrombose (3) der Kapillaren in der Mukosa (Präparat Dr. Lough, Montreal General Hospital, Montréal/Québec, Canada)

DER „WASSERMELONEN-MAGEN"
(2)
oder
Bei Euch, ihr Herrn, kann man das Wesen
Gewöhnlich aus dem Namen lesen *

Selten zeigt auch mal der Magen
Ein identisches Betragen,
Denn man kennt ein Krankheitsbild,
Das als Prolapsfolge gilt.

„Watermelon Stomach" nannten
Jene, die es erstmals fanden,
Dieses Bild, und der Vergleich
Ist didaktisch segensreich:

Wie die Schale der Melone
Imponiert die Antrumzone:
Rot gestreift – ein Phänomen,
Gut im Gastroskop zu seh'n.

Mikroskopisch zu gewahren
Sind vermehrte Kapillaren,
Für gewöhnlich dilatiert
Und bisweilen thrombosiert.

In der Schleimhaut festzustellen
Sind auch glatte Muskelzellen –
Ein identischer Prozess **
Wie beim Rektum-MPS.

Prolaps dicker Schleimhautfalten
Soll das Krankheitsbild gestalten:
Der Pylorus klemmt sie ein,
Bis sie sich von selbst befrei'n.

Damit lüftet sich der Schleier:
Es ist grad die alte Leier
(Diesmal nur im Oberbauch)
Wie zuvor im Rektum auch! ***

---

  * Goethe: Faust I, 3 (Faust)
  ** Fibromuskuläre Obliteration der L. propria
*** Die Entstehung des Wassermelonen-Magens (Gastrale Antrale Vaskuläre Ektasie
   = GAVE) als Prolapsfolge ist allerdings hypothetisch und, wenn überhaupt, viel-
   leicht nicht die einzige Ursache der Schleimhautveränderungen

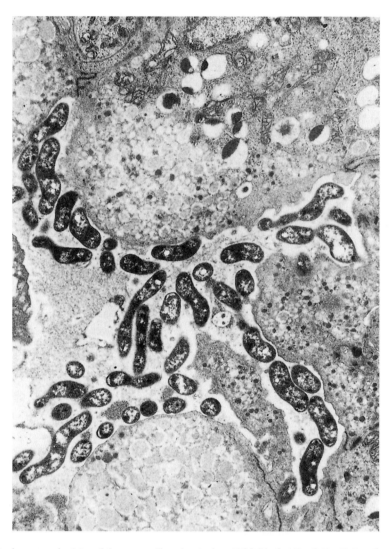

Helicobacter pylori im elektronenmikroskopischen Bild (Aufn.: Prof. Dr. F. Borchard/ Düsseldorf/Aschaffenburg)

DIE HELICOBACTER-PYLORI-STORY
oder
Was ist das Schwerste vor allem
Was Dir das Leichteste dünket
Mit den Augen zu sehn
Was vor den Augen Dir liegt *

Prolog

Die Gastritis, lernten wir,
Habe eine Flut von Gründen:
Schnaps nebst Nikotin und Bier
Zählten zu den ärgsten Sünden.
Jede Art von Völlerei
Könne schon den Anlass geben,
Und nur mittels Haferbrei
Sei der Schaden zu beheben.
Zwar: Es waren auch bekannt
Viren, Pilze und Bakterien,
Doch sie standen nur am Rand
In den meisten Handbuch-Serien.

Gastritis-Klassifikation

Alles dies ist alter Schnee!
Heute kennen wir drei Typen:
Das „Gastritis-ABC"
Muss ein jeder Doktor üben!

Erstens gibt es den *Typ A:*
Autoantikörper sorgen
Beim Typ A für den Eklat,
Wenn auch nicht von heut auf morgen.
Still und leise führen sie
In den Korpusschleimhautdrüsen
Zur kompletten Atrophie –
Und dies ist nicht zu begrüßen:

---

* Goethe: Xenien (Das Schwerste)
Anmerkung zur 3. Auflage:
Herrn Professor Dr. M. Stolte (Bayreuth) danke ich herzlich für die Hinweise auf aktuelle Forschungsergebnisse und eine Reihe von Abbildungen

Gastritistyp Häufigkeit	Ätiopathogenese Komplikationen
A-Gastritis 3–6%	Autoimmunerkrankung mit Bildung von Parietalzellantikörpern (ca. 90%) und/oder Autoantikörpern gegen den Intrinsic Factor (ca. 50%) – Vitamin B_{12}-Mangelzustände (z. B. neurologische und psychische Störungen) bis hin zur perniziösen Anämie – mögliche Karzinoidentwicklung – präkanzeröse Kondition
B-Gastritis 80–90% ↓	Weit überwiegend H. pylori-Infektion Sehr selten (bis 0,3%) H. heilmannii-Infektion Extrem selten virale Gastritis (z. B. MCV) oder Gastritis durch invasive Bakterien – Erosionen – Ulcus duodeni – Ulcus ventriculi – MALT-Lymphom – präkanzeröse Kondition
C-Gastritis 7–15% ↑	NSAR/ASS-Medikation Gallereflux – Erosionen – intestinale Metaplasie – Ulcus ventriculi

Häufigkeit, Ätiopathogenese und mögliche Komplikationen der 3 wichtigsten Gastritiden (aus Stolte M: Pathologie der Helicobacter-pylori-Krankheiten, modifiziert. In Malfertheiner P: Helicobacter pylori – von der Grundlage zur Therapie. Thieme: Stuttgart – New York 1994)

Nachtrag bei der 3. Auflage (2002)
Die Häufigkeitsverteilung der drei Gastritisformen hat sich in den letzten Jahren stark verändert. Die B-Gastritis wird seltener (nur 6–8% der 6jährigen Knaben in der Bundesrepublik sind noch Hp-positiv). Die Häufigkeit der C-Gastritis nimmt dadurch relativ zu → Stolte M (2002) persönl. Mitt. Die Pfeile ↓↑ geben die Veränderungen der Häufigkeit an.

Vitamin B12 wird knapp,
Nerven kommen so zu Schaden,
Ferner macht die Säure schlapp,
Und es hängt am seid'nen Faden,

Ob ein Karzinom entsteht
(Darauf muss man gründlich achten
Und, wie es dem Magen geht,
Mit dem Gastroskop betrachten!).

Die Gastritis vom *Typ B*
Ist uns lange schon geläufig,
Im Gastritis-ABC
Ist sie ganz besonders häufig:
Diese Form der Krankheit stellt
Vier von fünf Gastritisfällen!*

Menschen auf der ganzen Welt
Kann das Leben sie vergällen!
Lange waren wir gespannt,
Was wohl ihre Gründe wären:
Heute sind sie uns bekannt,
Unten werd ich sie erklären.

Schließlich gibt's die dritte Form,
Als *Typ C* wird sie betitelt,
Denn sie wird, dies ist die Norm,
Chemisch-toxisch stets vermittelt.
Beispielsweise ASS**
Ist als schädlich einzuschätzen,
Gallereflux kann indes
Ebenfalls die Schleimhaut ätzen!

Geschichte der H.p.-Gastritis

Nunmehr wollen wir speziell
Die *Gastritis B* besprechen:
„B" bedeutet „*Bakteriell*" –
Die Gastritis – ein Gebrechen,

---

* Siehe Legende zur nebenstehenden Tabelle (Nachtrag 2002)
** Azetyl-Salizylsäure. Wichtiger noch sind die NSAR
(Nicht-Steroidale Anti-Rheumatika)

Ueber die schlauchförmigen Drüsen des
Magendarmkanals und die Beziehungen ihres
Epithels zu dem Oberflächenepithel der
Schleimhaut.

Dritte Mittheilung.

Von

G. Bizzozero,
Professor in Turin.

(Auszug aus den „Atti della R. Accademia delle scienze di Torino":
Sitzungen vom 29. Mai, 26. Juni, 4. Dezember 1892 u. 8. Januar 1893.)

Hierzu Tafel VII—X.

Original - Mittheilungen.

Ueber das Spirillum des Säugetiermagens und sein
Verhalten zu den Belegzellen.

[Aus dem hygienischen Institut der Universität Kiel.]
Von
Hugo Salomon,
appr. Arzt aus Coblenz.

Mit 2 Tafeln.

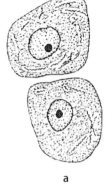

a

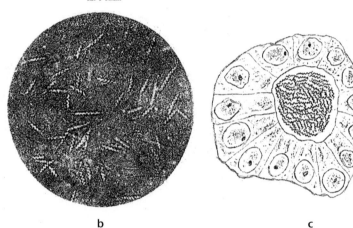

b   c

Originalbeschreibung der Gastrospirillen im Magen von Säugetieren (nicht des Menschen).
a) Abb. 4 (nachvergrößert) aus Bizzozero 1893 (Spirillen im Zytoplasma der Belegzellen des Hundemagens)
b) Abb. 2 aus Salomon 1896 (Spirillen im Hundemagen, Mikrofotogramm, 1100×)
c) Abb. 8 aus Salomon 1896 (Spirillen im Mäusemagen, nachvergrößert)

Letztlich infektiös bedingt?
Ein Aprilscherz? Narrentreiben?
Oder Fakt, der dazu zwingt,
Die Geschichte umzuschreiben?

Hundert Jahre ist es her,
Da entdeckte man „Spirillen"*,
Doch kein Mensch beforschte mehr
Diese Säugetier-Bazillen.**
Hundert Jahre waren sie
Für die Wissenschaft verloren,
Dann erst, quasi *dernier cri*,
Wurden sie erneut geboren.
Einen ganz speziellen Keim
Fand man vor jetzt 19 Jahren***:
Er bewohnt den Magenschleim,
Wohlbehütet vor Gefahren.
Ein alkalisches Milieu
Schafft er mittels Urease,
Denn er produziert, parbleu,
Das Enzym im Übermaße.
Er ist rund 5 Mikron lang,
Krumm (wie manche Bonner Spende!),
Ähnlich einem Bumerang,
Geißeln trägt das eine Ende.

Viele Augen sahen ihn,
Tausende von Pathologen!
Doch was denen wertlos schien,
Haben zwei ans Licht gezogen:
Warren heißt der eine Mann,
Und B. Marshall heißt der zweite****:
Sind Sie zum Nobelpreis dran,
Kriegen sie ihn sicher beide!

---

* *Bizzozero (1893) Arch. Mikrobiol. Anat. 42:82–152 – Salomon H (1896) Centralbl.*
   Bakteriol. 19:433–442
** Offenbar handelte es sich dabei um Gastrospirillum-Arten (s. Abb. links), die
   wohl auch auf den Menschen übertragbar sind; H. pylori sieht anders aus. Hätte
   man die Bakteriologie des Magens bei Säugetieren und beim Menschen konsequent weiterverfolgt, wäre es aber wohl nur ein kurzer Weg bis zur Ent-
   deckung von H. pylori gewesen!
*** *Helicobacter (früher: Campylobacter) pylori*
**** *Warren JR, Marshall B (1983) Lancet 1273–1275*

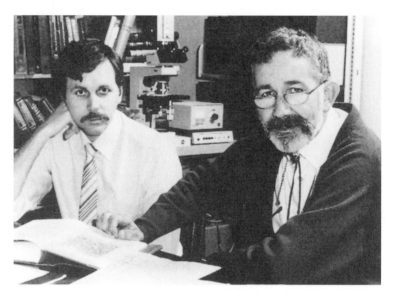

Barry Marshall und Robin Warren am Royal Perth Hospital, Perth, West-Australien,
1984 (aus Blaser MJ: Campylobacter pylori in gastritis and peptic ulcer disease. Igaku-
Shoin, New York Tokyo 1989)

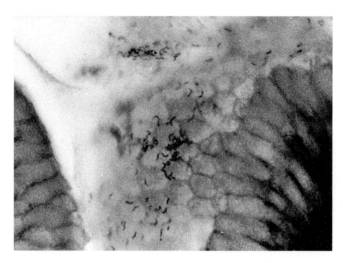

H. pylori in einer Foveolenöffnung der Antrumschleimhaut (Löffler-Methylenblau)

Ihre Leistung stellt sich dar
Als Ereignis des Jahrhunderts,
Und wird der Nobelpreis wahr,
Sag ich eines nur: Wen wundert's!

H. pylori heißt der Keim,
Den wir eben grob skizzierten
Und von dem man Vieles liest
Selbst in bunten Illustrierten,
H. pylori ist der Star
Ungezählter Bildgeschichten,
Weil die Forscher Jahr für Jahr
Neuigkeiten uns berichten!
Vieles brachten sie ans Licht
Über eben dies Bakterium,
Und so birgt der Bösewicht
Kaum noch irgendein Mysterium.
Ganz besonders in Bayreuth
Ist man herzlich ihm verbunden,
Emsig hat man dort bis heut
Mancherlei herausgefunden.
Dort, in seinem Institut,
Wirkt Professor Manfred Stolte,
Und der weiß besonders gut,
Was sich jeder merken sollte!
(Doch auch mancher Internist,
z. B. Peter Malfertheiner,
Teilt uns mit, was wichtig ist,
Weiß er doch Bescheid wie keiner!).

Ätiologie, Pathogenese, Morphologie

Wie die Infektion geschieht,
Ist ein Grund zum Resignieren:
Ist es nicht, weiß Gott, perfid?
Selbst *beim Küssen* soll's passieren!
Ist es nicht ein Ärgernis?
Auch die *Plaques* auf unsren Zähnen
Sind – zwar selten, doch gewiss –
Als die Quelle zu erwähnen!
Ferner wird *fäkal-oral*
Der Erreger übertragen
Und (bei Kindern allzumal)
Schlägt dies heftig auf den Magen!

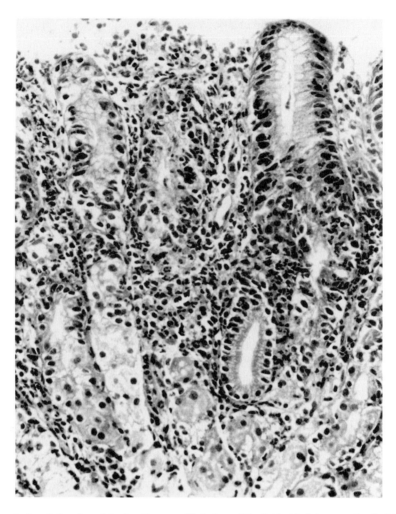

Chronische aktive Gastritis der Korpusschleimhaut (Grad 2), Aktivitätsgrad 2, bei H. pylori-Infektion. Infiltrate aus Lymphozyten, Histiozyten, Plasmazellen und neutrophilen Granulozyten. In Bildmitte Destruktion des Foveolenepithels durch die Granulozyten

Auch das Wasser aus dem Hahn
Schafft bei *miesen Kläranlagen*
Dem Erreger freie Bahn,
Und dann geht's uns an den Kragen!

Was der Keim im Magen macht,
Zeugt von übelstem Charakter
Und von böser Niedertracht!
Aufgepasst: Helicobacter

Schädigt a) den Magenschleim,
b) die Epithel-Barriere,
Und das liefert uns den Reim
Auf die scheußliche Misere,
Die so ihren Anfang nimmt:
Seine Gifte gleichen Waffen,
Die – auf diesen Zweck getrimmt –
Epitheldefekte schaffen.
Von den Zellen bleibt nur Schutt,
Und die Propria liegt offen:
Ist das Epithel kaputt,
Wird sie ungesäumt betroffen.

Magensäure und Pepsin
Wird der Zugang so bereitet:
Das vollendet den Ruin,
Den die Schleimhaut nun erleidet.
Leukozyten lockt der Keim
Wie auf unsichtbarer Schiene
Aus der Blutbahn auf den Leim,
Denn die *Gamma-Globuline*,
Die der Körper produziert,
Wirken auch als *Opsonine* –
Und so läuft denn wie geschmiert
Die Verteidigungsmaschine.

Heftig tobt die Abwehrschlacht:
Durch Entzündungsmediatoren
Wird das Feuer angefacht,
Und doch geht sie oft verloren:
Wenn der Blutkreislauf stagniert
(Via Kapillarthrombose),
Kann es sein, es resultiert
Daraus die *Gewebsnekrose*.
Nun, das Ende der Aktion
Ist dann unschwer abzusehen:
Aus der flachen *Erosion*
Kann ein *Ulkus* so entstehen!

Rollkur und auch Haferbrei
Können Sie getrost vergessen!
Deren Zeiten sind vorbei,
Sie sind nicht mehr angemessen!

H. pylori lacht sich tot
Über solcherlei „Attacken",
Heute lautet das Gebot,
Antibiotisch zuzupacken!
Nur bei dieser Therapie
Bleibt der Keim nicht lange kregel,
Sondern streicht vor der Chemie
Fast in jedem Fall die Segel.

Ex-H.p.-Gastritis *

Mit dem Wegfall der Bakterien
Macht das Leukozyten-Heer
Die verdienten Dauerferien,
Denn man braucht es jetzt nicht mehr.
Übrig bleiben Lymphozyten,
Die – von Aggression kein Deut –
Nicht das Schleimhautbild zerrütten.

Diesen Zustand nennt man heut
Eine „*Ex-Hp-Gastritis*" –
(Sozusagen ausgeschert
Aus der Abwehrschlacht der -itis,
Hat sie keinen Krankheitswert).

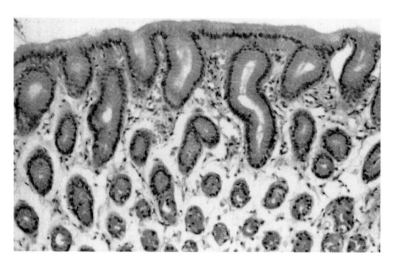

Ex-H.p.-Gastritis mit minimaler residueller Lymphozyteninfiltration.

---

* Stolte M (2002) Persönl. Mitt.

Klar, hier ist was los gewesen,
Das, nichts and'res teilt sie mit:
Seht, ich bin total genesen,
Ausgeheilt und völlig fit!

Gastrospirillum hominis heilmannii

Einen Vetter hat er* auch,
Der ist schraubengleich gewunden,
Und er lebt im Katzenbauch
Wie im Magen auch von Hunden.
Hat man einen Hund daheim,
Kann man diesen Vetter erben:
Man verschluckt den bösen Keim,
Und schon naht sich das Verderben.
Doch man trifft ihn nur fokal
In den Magenschleimhautgrübchen,
Ganz zufrieden und loyal
Sitzt er dort im warmen Stübchen.

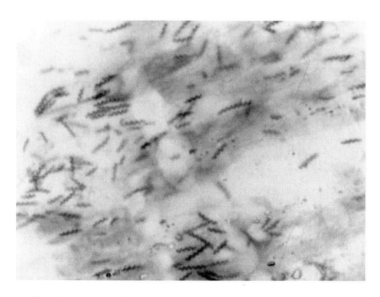

Gastrospirillum hominis (Helicobacter heilmannii), benannt nach dem deutschen Pathologen Konrad Heilmann (1940–1990). Löffler-Methylenblau

---

* H. pylori

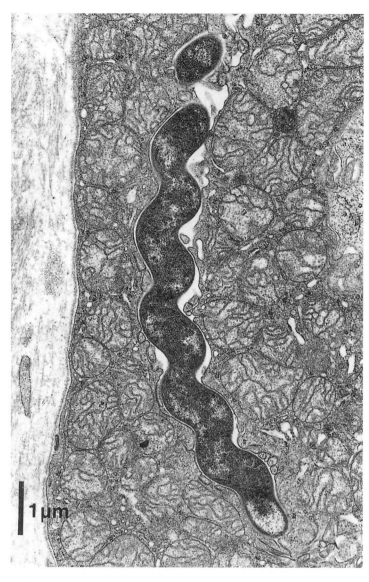

Gastrospirillum hominis (Helicobacter heilmannii). Elektronenmikroskopische Aufnahme (Prof. Dr. F. Borchard, Düsseldorf). 7800×

Er verhält sich eher sacht,
Böses führt er nicht im Schilde:
Die Gastritis, die er macht,
Ist im Allgemeinen milde.

Wie der Keim nun endlich heißt?
Dabei muss ich leider passen:
Denn man kann, wie sich erweist,
Ihn nicht in ein Versmaß fassen. *

H.p. und Duodenum

Nicht der Magen nur allein
Leidet unter den Bazillen:
Manchmal nisten sie sich ein
Im *Zwölffingerdarm* im Stillen.
Doch bevor an diesem Ort
H. pylori sich verbreitet,
Hat die Magensäure dort
Ihm erst das Terrain bereitet:
Ein zu niedriger pH
Alteriert die Schleimhaut drastisch,
Und schon ist der Ärger da,
Denn nun wird sie *metaplastisch*.
Die Mukosa wird *gastral*,
Was besagt: An diesen Stellen
Bilden sich in großer Zahl
Magen-Oberflächenzellen.
(*Magen*schleimhaut widersteht
Den zu hohen Säuregraden:
Wird die Säure aufgedreht,
Geht die *Dünndarm*schleimhaut baden!).
Wo es Magenschleimhaut gibt,
Lässt sich H. pylori nieder –
Weil er diese Schleimhaut liebt,
Wird er dort zum Dauermieter.

---

* *Gastrospirillum hominis = Helicobacter heilmannii* (benannt nach dem verstorbenen deutschen Pathologen K. Heilmann). Elektronenmikroskopische Untersuchungen: F. Borchard (Düsseldorf)

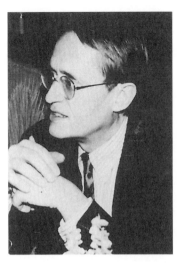
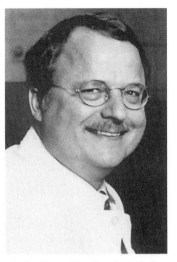

Prof. Dr. Konrad Heilmann (1940–1990),
Pathologe, Landshut (Aufnahme aus dem
Privatbesitz von Herrn Prof. Stolte,
Bayreuth

Prof. Dr. Franz Borchard, Pathologe,
Düsseldorf/Aschaffenburg

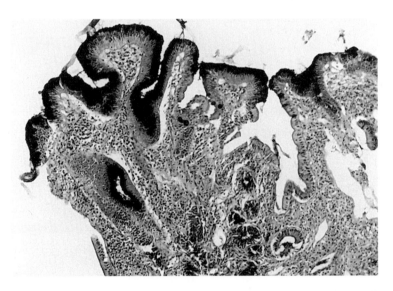

Gastrale Metaplasie der Duodenalschleimhaut bei Hyperazidität, erkennbar an der
gleichmäßigen stark positiven Reaktion des Oberfächenepithels bei der PAS-Färbung

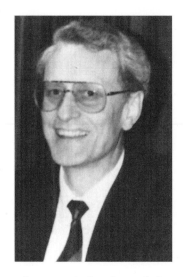 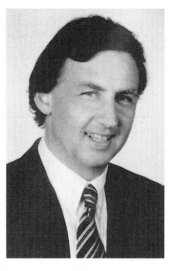

Prof. Dr. Manfred Stolte, Pathologe,
Bayreuth

Prof. Dr. Peter Malfertkeiner, Internist,
Magdeburg

Doch das neue Domizil
Kriegt den Fremdling rasch zu spüren:
Denn nun folgt das alte Spiel
Von der -itis zu Geschwüren!

*H.p. als Ursache von lymphozytärer Gastritis
und präatrophischer Autoimmungastritis?*

Wer bestimmte Gastritiden*
Für 'was ganz Besondres hält,
(Von H.p. total verschieden),
Dem wird jetzt der Spaß vergällt:
Wenn man auf bewährte Weise
Nämlich die Bakterien killt,
Schwindet heimlich, still und leise
Zeitgleich das Entzündungsbild!

---

* *Lymphozytäre Dastritis* → Müller H, Volkholz H, Stolte M (2001) Healing of lymphocytic gastritis by eradication of *Heliobacter pylori*. Digestion 63:14–19
* *Aktive, nicht-atropische Autoimmun-Gastritis* → Müller H, Rappel, S, Wündisch T, Bayerdörffer E, Stolte M (2001) Healing of active, non-atrophic autoimmune gastritis by *H. pylori* eradication. Digestion 64:30–39

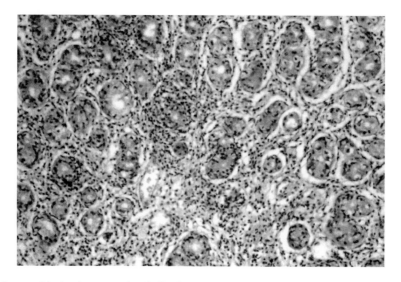

Nicht-atrophische („präatrophische") aktive Autoimmun-Gastritis der Korpusschleimhaut mit dichten periglandulären Lymphozyteninfiltraten, fokaler Drüsen-Destruktion
und Hypertrophie der Parietalzellen

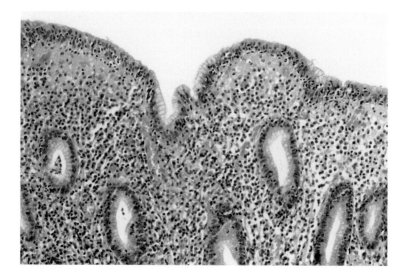

Lymphozytäre Riesenfalten-Gastritis mit zahlreichen Lymphozyten interepithelial und
in der L. propia

Nahe liegt da der Gedanke,
(Gegenwärtig letzter Schrei!),
Dass auch dieser Magenkranke
H. pylori-Opfer sei!

H.p. und Magen-Lymphome

Doch der Keim kann noch viel mehr
Als Entzündung nur zu schüren:
Er kann nämlich sekundär
Örtlich zu *Lymphomen* führen!
Wie dies geht, ist ungeklärt,
Doch man kann getrost verkünden:
Wo Entzündung lange schwärt,
Kann sie in Lymphome münden.
Davon kennt beim Morbus Crohn
Und der Struma Hashimoto
Jeder Doktor lange schon
Manches eindrucksvolle Foto!

Peitscht man das Immunsystem,
Bis die Räder überdrehen,
Kann am Ende als Extrem
Schon mal ein Lymphom entstehen!

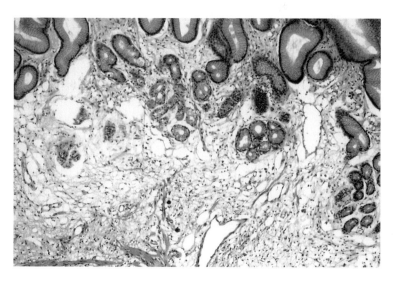

Regression eines MALT-Lymphoms nach H.p.-Eradikation

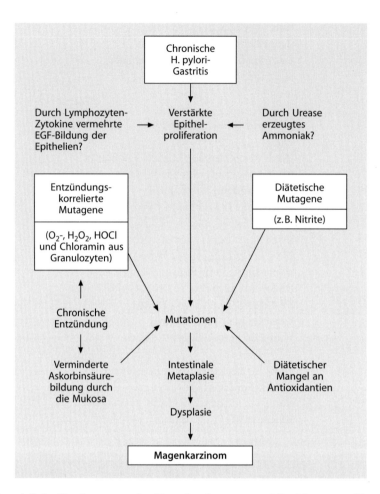

Denkmodell der Karzinogenese des Magenkarzinoms unter Mitwirkung von H. pylori (modifiziert nach Parsonnet J: Gastroenterol Clin Nth America 22:89–125, 1993 und Stolte M: In: Malfertheiner P: Helicobacter pylori – von der Grundlage zur Therapie. Thieme, Stuttgart, New York 1994:19–37)

Wird H.p. strikt ausgemerzt,
Resultiert ein kleines Wunder:
Auch das *Frühlymphom* verscherzt
Seine Zukunft und geht unter!
Wenigstens trifft dieses zu
Auf die *wenig bösen Typen**,
Die begeben sich zur Ruh,
Ohne Schlimmes zu verüben.
Zwanzig nur von hundert Fällen
Bleiben weiterhin präsent,
Und die Rezidive stellen
Jährlich grade fünf Prozent!

H.p. und Magenkarzinom

H. pylori induziert
Mehr als nur die MALT-Lymphome:
Die Gastritis disponiert
Auch für *Magenkarzinome*!
Was im Einzelnen geschieht,
Kann man nicht genau benennen,
Doch man meint, das Bindeglied,
Wenn auch schemenhaft, zu kennen:

a) Der Umsatz** wird forciert
Und erreicht abnorme Zahlen.
b) Die Schleimhaut wird lädiert
Von den freien Radikalen
Aus dem Leukozyten-Heer,
Und in den Gastritis-Zonen
Kommt es daher mehr und mehr
Zu riskanten Mutationen.

---

* *Niedrig-maligne Frühlymphome*
 → Morgner A, Thiede C, Bayerdörffer E, Alpen B, Wündisch T, Neubauer A, Stolte M (2001) Long-term follow-up of gastric MALT lymphoma after *H. pylori* eradication. Curr Gastroenterol Rep 3:516–522
 → Stolte M, Bayerdörffer E, Morgner A, Alpen B, Wündisch T, Thiede C, Neubauer A (2002) *Helicobacter* and gastric MALT lymphoma. GUT 50: Suppl III, 19–24
** Gemeint ist der Zell-Turnover

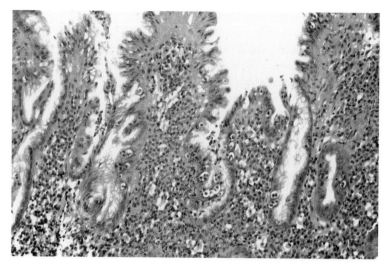

Korpus-dominante H.p.-Gastritis „vom Karzinom-Phänotyp". Dichte entzündliche Infiltration der L. popria. Befund bei einem Verwandten eines Magenkarzinom-Patienten

Erst entsteht die *Atrophie*,
Sie entwickelt sich in Schüben,
Bald danach *Metaplasie*
Der *intestinalen Typen**.
Und dann kommt, was kommen muss;
Wo Entzündung chronisch wütet,
Wird ein Karzinom zum Schluss
Von der Schleimhaut ausgebrütet.

Korpus-dominante Gastritis
„vom Karzinom-Phänotyp" **

Als besonders Krebs-riskant
Gilt der Typ „*H.p.-Entzündung,*
Corpusschleimhaut-dominant".
Dafür gibt es die Begründung,
Dass er oft assoziiert
Bei den Magenkrebspatienten
Nebst Verwandten existiert

---

* Die intestinale Metaplasie Typ III scheint am stärksten karzinomgefährdet zu sein, jedoch sind die Akten hierüber noch nicht geschlossen
** *Corpus-dominante Gastritis (vom Karzinom-Phänotyp)* → Stolte, 2002, pers. Mitt.

(Damit hat es sein Bewenden
Bei dem *zweiten* Kollektiv –
Allerdings, es ist gefährdet!
Die Entzündung ist aktiv
Und wird als riskant bewertet).
Noxen aus der Außenwelt
(Beispielsweise den Nitriten)
Ist ein breites Wirkungsfeld
Mit dem gleichen Ziel beschieden.

H.p. und GERD *

Manche Forscher, frohen Mutes,
Stellen heute zum Disput,
Dass H.p. auch mal was Gutes
(In der Speiseröhre) tut

Noch sind es nur Solostimmen
In dem Wissenschaftskonzert,
Die auf dieser Woge schwimmen:
H. pylori schützt vor *GERD*?!

Ob das stimmt? Es zu belegen
Hab ich noch nicht das Gespür:
Manches spricht, wie oft, dagegen,
Manches andere dafür!

Leider zeigt das Mosaik
Noch so manche breite Lücke,
Und es fehlt im Augenblick
Zum Verständnis manche Brücke.
Doch ich denke: In Bayreuth
Und in andren Forschungsstätten
Wird das Thema gut betreut:
Was, wenn wir Bayreuth nicht hätten!

---

* *Gastro-Esophageal Reflux Disease* → S. folgendes Kapitel
  → Fischbach W (2002) Helicobacter pylori (Hp) – Gastroösophageale Refluxkrankheit (GERD). In: Ell C et al. (Hrsg) Gastro Update 2002:73–77 (dort auch Literaturhinweise)

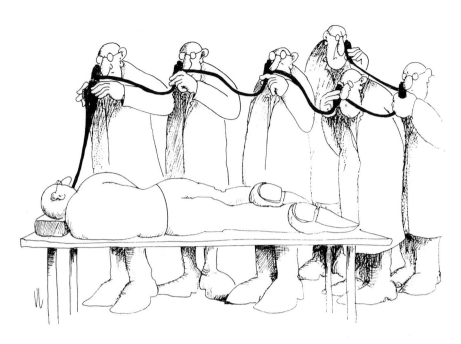

Cartoon von Volker Lange (2001). Aus: Mit schwarzem Strich. Darmstadt, Steinkopff

GASTROÖSOPHAGEALE REFLUXKRANKHEIT (GERD) UND BARRETT-SCHLEIMHAUT (CELLO)*
oder
*Sauer macht lustig?***

Ätiologie, Pathogenese

GERD: An diesem Leiden kranken
Mehr die *Dicken* als die Schlanken,
Die beim *Trinken* und beim *Essen*
Das normale Maß vergessen,
Die, statt körperlich zu schwitzen,
Tag und Nacht *am Schreibtisch sitzen*
Und das Ganze damit krönen,
Dass sie auch dem *Rauchen* frönen.

Der Ösophagus wird unten
Bald vom Magensaft geschunden:
Magensäure und Pepsin
Treiben ihn in den Ruin,
Denn der Sphinkter vor dem Magen
Leidet an Funktions-Versagen:
Und dass er nicht richtig schließt,
Macht, dass Saft nach oben fließt!

Epidemiologie

Dem Patient vergeht das Scherzen
Ob der manchmal starken Schmerzen,
Die ihn oberhalb vom Magen
Hinter seinem Brustbein plagen.
Krank sind *sechs von zehn Personen*
Die in *Wohlstandsländern* wohnen***
Männer über fünfzig kennen
Ganz besonders dieses *Brennen*****,

---

  * Die Abkürzung CELLO (Columnar Epithelial Lined Lower Oesophagus) ist heute
    kaum noch gebräuchlich)
 ** Sprichwort: Nach Lektüre des Textes wohl nicht mehr aufrechtzuerhalten (s. S. 140)
*** *Eckardt VF (2002) Wie gefährlich ist Sodbrennen? Dtsch. Ärztebl. 99:1382–1385*
**** Sodbrennen

Die Betroffenen zu schonen
Kostet jedes Jahr Millionen*
Aus dem Pharmazie-Etat
Nur für die Antacida!
(Heute gelten PPI**
Als die beste Therapie!).

Endoskopie, Morphologie

• *NERD*
Obsolet sind jene Zeiten
Der verpassten Möglichkeiten,
Heute schaut man wie ein Luchs
Nach den Zeichen des Reflux!
Doch, trotz scharfen Lampenlichts
Zeigt sich hin und wieder *nichts* –
Auch wenn alle *Krankheitszeichen*
Einen *Reflux* unterstreichen!
Diese „*negative GERD*"
Trägt daher das Kürzel *NERD*.

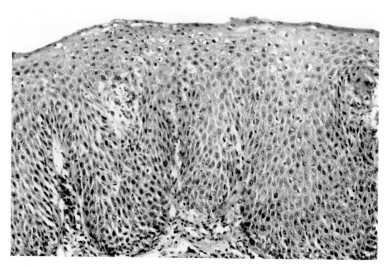

Verbreitertes hyperregeneratorisches Plattenepithel der Ösophagusschleimhaut mit verlängerten Epithelleisten und erweiterten Interzellularspalten der mittleren und tieferen Schichten

* In Deutschland über 200 Mio. EURO → Ell Ch (2002) Sodbrennen: Harmlose Wohlstandserkrankung? Dtsch. Ärzteblatt 99:1380–1381
** *Protonen-Pumpen-Inhibitoren*

Doch anstatt zu resignieren,
Soll man fleißig *biopsieren,*
Denn beim Blick durchs Okular
Nimmt der Pathologe wahr
(Und so steht es im Bericht):

Erstens: Die *Basalzellschicht*
Ist, was man beim Reflux kennt,
Breiter als fünfzehn Prozent.

Zweitens sind, so wird notiert
Die *Papillen elongiert,*
Ihre Länge stellt im Mittel
Von dem Epithel *zwei Drittel.*

Drittens: Dazu parallel
Sind beim Plattenepithel
Oftmals zwischen seinen Zellen
*Weite Spalten** festzustellen.
(Meist in seinen tiefen Lagen,
Pflegt sich solches zuzutragen)

Wenn all dies zusammentrifft,
Lautet *NERD* die Überschrift,
Wo das Endoskop versagt,
Ist das Mikroskop gefragt!
Allerdings: Auch Internisten
Suchen NERD zu überlisten.
Mit Vergrößerungsgeräten **
Fahnden sie nach Refluxschäden.
Dies gelinge wohl sehr schnell,
Meint Professor Christian Ell.

● *GERD*
GERD entsteht als Diagnose
Aus der klassischen Symbiose
Von a) klinischem Befund
b) Gewebe-Hintergrund:
Dieses Duo ist beliebt,
Seit es Mikroskope gibt!

---

* *Interzellularspalten*
** *Vergrößerungs-Videoendoskopie*

Was ist dabei aufzuspüren?
Erosionen und *Geschwüren*
Kann der Doktor hier begegnen,
Und der Kranke wird ihn segnen,
Gibt es nach der Biopsie
Keinen Grund zur Therapie!

Endoskopisch sind die beiden
Keineswegs zu unterscheiden,
Man zerbrach sich nicht den Kopf,
Warf sie flugs in einen Topf.
Und hat sie dort elegant
Als „*mucosal breaks*"* benannt,
Weil sie mit *Fibrinbelägen*
Den Aspekt des Schadens prägen
Und weil hinter dem Aspekt
Ein *Defekt der Schleimhaut* steckt!

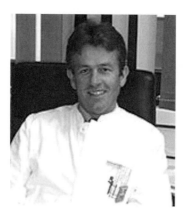

Prof. Dr. Christian Ell, Internist, Wiesbaden

---

* Lundell LR, Dent J, Bennett JR et al. (1999) Endoscopic assessment of oesophagitis: Clinical and functional correlates and further validation of the Los Angeles classification. Gut 45:172–180

Differentialdiagnose

Noch ein Punkt ist zu betonen:
Dass nicht jede der Läsionen
Auf der Magensäure-Flut
In das Speiserohr beruht.
Denn es gibt auch *Infektionen*,
Welche diesen Ort bewohnen:
Bei der Endoskop-Beschau
Können *Soor, CMV*
Und dazu die *Herpesviren*
GERD fast täuschend imitieren,
Nur vermittels Schleimhautproben
Wird der Irrtum rasch behoben.

Auf *mechanische Läsionen*
Trifft man manchmal in Regionen,
Wo sich auch der GERD versteckt.
Weiterhin kann der Defekt
Auch durch *Ischämie* gedeihen
Oder aber durch *Arzneien*.
Selbst ein *früher Tumorherd*
Ist der Überlegung wert.

Barrett-Schleimhaut des Ösophagus

Mitte voriges Jahrhundert
Hat Herr Barrett sich gewundert,
Dass sich in dem Areal
Im Ösophagus distal
Als Belag der Innenwand
Andres Epithel befand,
Als man ihm mit Vorbedacht
Einst im Studium beigebracht:
Richtig ist dort ein Paneel
Nur aus *Plattenepithel*,
Barrett fand in seinen Fällen
Zirkulär *Zylinderzellen*.

Wo nun kommen diese her?
Heute weiß man etwas mehr
Als man seiner Zeit sich dachte
Und zur Lehrbuchmeinung machte.

Heute steh'n im Rampenlicht
Zellen aus der *Stammzellschicht**
Wo? Im *Plattenepithel*!
Und man geht kaum darin fehl,
Dass sie sich in ihrem Innern
An die Jugendzeit erinnern –
An die Zeit als Embryo
Lang zurück *in utero*.
Damals galt es herzustellen
Nichts als nur Zylinderzellen!

Frage: Ist in dem Geschehen
Auch ein tief'rer Sinn zu sehen?
Ja! Der Becherzellen-Schleim
Liefert hier den rechten Reim.
Nimmt die Säure überhand,
Leistet er ihr Widerstand
Und erhöht die Resistenz
Gegen ihre Virulenz!

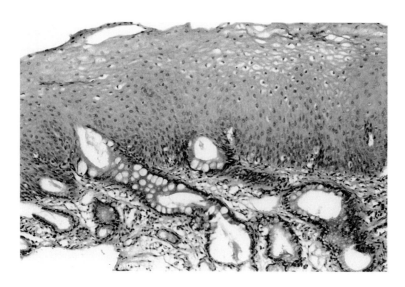

Drüsen der Barrett-Schleimhaut in unmittelbarem Kontakt zum Plattenepithel an der Oberfläche. Teilweise besteht der Eindruck, dass die Barrett-Drüsen aus dem basalen Plattenepithel (gemeinsame Stammzellen?) hervorgehen*

---

* Stolte M (2002a) Pathologie der gastroösophagealen Refluxkrankheit. In: Pohle T, Domschke W (Hrsg) Gastroösophageale Refluxkrankheit (GERD) – Barrett-Ösophagus. Bremen London Boston, Uni Med-Verlag, S. 22–34

Endoskopie

Wie das Endoskop erkennt,
Ist die *Schleimhaut transparent,*
Eine Schicht *Zylinderzellen*
Kann uns nicht den Blick verstellen
Auf die nahe Submukosa –
Daher ist sie *rot bis rosa**,
Weil die *weiten Kapillaren*
Sich dem Auge offenbaren.

Im *Normal-Ösophagus*
Herrscht Tapeten-Überfluss:
Plattenepithel ist *dick*
Und behindert so den Blick
Auf das Netz der Kapillaren,
Die sich in der Tiefe scharen.
Darum, ihrer Dicke wegen
Tritt die Schleimhaut uns entgegen
Bei der Endoskop-Beschau
In der Farbe *Weißlich-Grau* –
Niemals aber rot getönt:
Diese Färbung ist verpönt!

Man versucht, die Barrett-Formen
Nach dem Längenmaß zu normen:
Short segment und *long segment*
Werden meistens so getrennt,
Dass man diesen Unterschied
Bei *drei Zentimetern* zieht
Allerdings: Zu diesem Thema
Fehlt noch ein Consensus-Schema**.

---

* Terminus technicus: „lachsfarben"
** Faller G et al. (in Vorbereitung) Histopathologische Diagnostik der Barrett-Schleimhaut und ihrer Neoplasien. Ergebnisse einer Konsensuskonferenz der AG Gastroenterologische Pathologie der Dtsch Ges Pathol (Erlangen, 22.09.2001)
** Messmann H, Ell Ch, Fein M, Kieslich R, Ortner M, Porschen R, Stolte M (in Vorbreitung) Barrett-Ösophagus. Konsensuskonferenz Leitlinien der Dtsch Ges Verdauungs- u. Stoffwechselkrankh „Refluxkrankheit der Speiseröhre"

Morphologie

In der Regel gibt's dabei
Die IM, Typ II und III*,
(Manche nennen sie symbolisch
„Kolontyp"/„enterokolisch",
Da sie diesem Schleimhautbild
Als verteufelt ähnlich gilt).

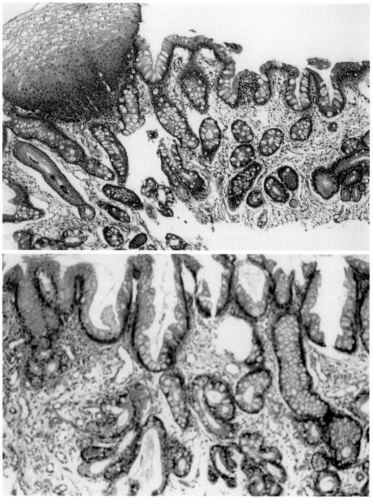

Barrett-Schleimhaut. Oben: Übergang Plattenepithel/Barrett-Mukosa. Unten: Barrett-Mukosa. In beiden Aufnahmen zeigt die Schleimhaut eine geringe lymphozytäre Infiltration. Das Schleimhautbild entspricht einer inkompletten (enterokolischen) Intestinalen Metaplasie III ohne Atypen

---

* IM = Intestinale Metaplasie

Schleim sieht man aus *Becherzellen*
An die Oberfläche quellen,
Und es gibt „*Prä-Becherzellen*"
Die sich ihnen zugesellen.
Selten sind auch *Panethzellen*
In der Schleimhaut festzustellen.

Differentialdiagnose

Knifflig ist auch, Mama mia,
Die Entzündung der Kardia!
Nicht nur bei *H.p.-Gastritis*
Kommt es stets auch zur *Karditis**
Denn man findet diese Crux
Auch beim *Magensaft-Reflux*.

Bisher ist es ungeklärt,
Ob sich der Befund bewährt
Als *Reflux*-bedingtes *Omen*
Bei noch *fehlenden Symptomen*!
Das Problem ist ziemlich schwierig
Und ganz Deutschland drum begierig
(Ebenso der Rest der Welt),
Was Herr Stolte davon hält.
Seine Antwort lässt sich ahnen:
Neue Studien muss man planen!

Noch ein weiteres Problem
Macht die Arbeit unbequem.
Stellt beim Blick durchs Okular
Schleimhaut mit IM sich dar,
Lautet darauf heutzutage
Die zentrale Gretchenfrage:
a) *Gastritis durch H.p.*
Oder *Barrett-Schleimhaut* (b)?

---

* Dieses Wort hat Doppelsinn
Und ist deshalb kein Gewinn!
Denn es gilt für Herz *und* Magen!
Und das schafft mir Unbehagen

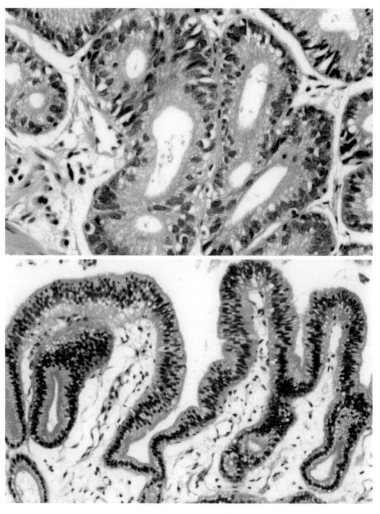

Barrett-Schleimhaut mit *leichtgradiger* intraepithelialer Neoplasie. Oben: Das Zylinderepithel besitzt überwiegend basalständige, stiftförmige Kerne, ähnlich Adenomen im
Magen und Kolon. Ungleiche Weite der Drüsenlichtungen. Unten: Papilläre Faltenbil-
dungen der Oberfläche

> Der *IM-Typ* kann uns nützen
> Und die Diagnose stützen:
> *I steht der Gastritis ja,*
> *II und III dem Barrett nah,*
> Und auch Zytokeratine
> Helfen auf die rechte Schiene.
> Wenn's auch dann nicht klappen sollte,
> Gibt es ja noch Manfred Stolte!

Neoplasien der Barrett-Schleimhaut *

Bei rund jedem *zehnten Kranken*
Brechen alle jene Schranken,
Die den Körper vor Gefahren
Aus sich selbst heraus bewahren.
Der Zusammenbruch ist drastisch:
Epithel wird *neoplastisch*
Nunmehr wächst es autonom:
Cave! *Barrett-Karzinom.*

Anfangs fehlt das invasive
Tumorwachstum in die Tiefe,
Doch vermag man in den Zellen
Atypien festzustellen,
Diese liegen vorderhand
Immer *noch im Zellverband*
Früher hieß die Szenerie
Schlichtweg eine „*Dysplasie".*
Die Bezeichnung hat man jetzt
Besser durch „*IN"* ** ersetzt
Mit den beiden Schweregraden
„*Low"* und „*High"* als roter Faden.
Wenn die *Zellen sich vermehren,*
Kann uns dies ein Bild bescheren,
Wo die Schleimhaut, bisher glatt,
Plötzlich kleine Falten hat.
Derart *papillär gefaltet*
Wird sie langsam umgestaltet.

Nun beginnen auch die *Drüsen*
Ihr Normalbild einzubüßen,
Fangen an, sich *aufzuzweigen*
Und auch *Knospen* vorzuzeigen,
Und der Grad der Atypien
Ist jetzt auch schon weit gedieh'n.

---

* Stolte M (2002 b) Anti-Reflux-Kampagne war und ist ein großer Erfolg. Dtsch Ärztebl 99:1379–1380
** „Intraepitheliale Neoplasie", siehe auch die Bezeichnung „CIN" für die „Cervikale Intraepitheliale Neoplasie" in der Gynäkopathologie

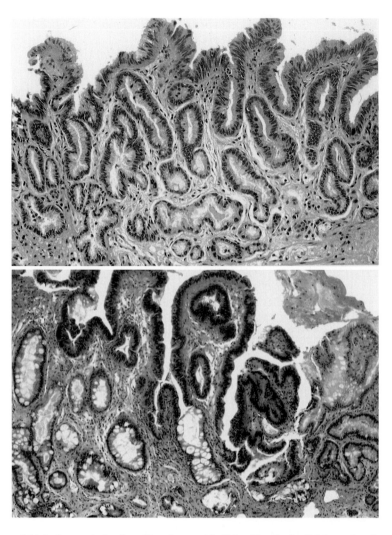

Barrett-Schleimhaut mit *hochgradiger* intraepithelialer Neoplasie. Stärkere Atypien des Epithels mit Knospenbildungen und Aufzweigung der Drüsen. Kein invasives Wachstum

Die IN zu überlisten,
Gilt für Endoskop-Artisten
Als erstrebenswertes Ziel.
Hilfreich ist das *Farbenspiel*
Das die Barrett-Schleimhaut zeigt:
Wo sie zum „*Erröten*" neigt
(Wenn man's mit dem Lachs vergleicht,
Röter noch, als der erreicht),
Ist die Kapillaren-Zahl
Deutlich höher als normal!
Häufig zeigt sich der Befund
Bei IN im Untergrund:
Biopsiert man dort gezielt,
Hat der Bösewicht verspielt.

Differentialdiagnose

Die IN ist abzugrenzen
Von *benignen Konsequenzen*,
Die man an der Schleimhaut sieht,
Wenn die *GERD* vorüberzieht:
Zellen, die regenerieren,
Können *low grade* imitieren.
Fehler sollte man vermeiden.
(Und, was ich noch sagen wollte:
Einzelheiten siehe Stolte!)

An dem ob'ren Leiterende
Droht zum *Bösen* hin die Wende,
Doch auch dieser Übergang
Dauert manchmal jahrelang.
High grade oder Karzinom?
Für den Pathoanatom
Ist die Frage nach dem Bösen
Oft nur schwierig aufzulösen,
Da die Drüsen, wie im Magen,
Erst nur an der *Schleimhaut* nagen.
Diese Grenze ist nicht scharf,
Was man nicht vergessen darf!
Und so wird denn auch empfohlen,
Andre Stimmen einzuholen.

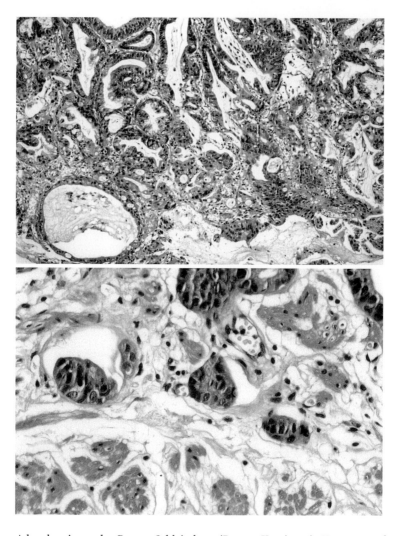

Oben: Adenokarzinom der Barrett-Schleimhaut (Barrett-Karzinom). *Unten:* Lymph-gefäßinvasion bei Barrett-Karzinom

Exkurs: GERD aktuell

Die *Berliner Variante*
Kennt ein Jeder hierzulande:
Vor gerade mal vier Jahren
Hat man erst von ihr erfahren,
Doch inzwischen ist es klar:
Sie kommt *jedes vierte Jahr*!

GERD/Berlin verläuft in Wellen.
Sie sind einfach darzustellen:
Die *Prodromie* ist polemisch,
Die *Verbreitung* epidemisch
Und erreicht in kurzer Zeit
Alle Deutschen, bundesweit.
Der beschwerliche *Verlauf*
Stößt den Menschen sauer auf,
Doch Antacida-Tabletten
Können keinen davor retten!

Kurz bevor vier Jahre enden,
Scheint das Blatt sich noch zu wenden:
Für die nächsten tausend Tage
Sei es, hört man, „keine Frage",
Dass die Krankheit *garantiert*
Nicht von neuem explodiert!
Anderes sei unbegründet,
„Unsinn" gar, so wird verkündet.

Diese „Wahrheit" ist nur Schale:
Schließen sich die Wahllokale,
Bricht sie ungesäumt entzwei
Und enthüllt ein Kuckucksei,
Das die „*neue* Wahrheit" hütet,
Die man heimlich ausgebrütet!
Nunmehr wird sie ausgepackt
Und die alte abgewrackt.

Warum eigentlich noch wählen,
Wenn doch nur die Stimmen zählen,
Die man so zusammenklaubt?
Ja, wozu denn überhaupt?

Wenn sich definierte Leiden
Symptomatisch überschneiden,
Kommt aus diesem Dornenstrauß
Oft ein neues Bild heraus:
Auch das *JOSCHKA-GERD-Syndrom*
Ist beileibe kein Phantom!
Nach (dies ist der Regelfall)
Rund vier Wochen Intervall
Ist es fest an GERD gekoppelt,
Dessen Wirkung es verdoppelt.
Ärger schafft es im Abdomen,
Durch die Vielzahl von Symptomen,
Wie man sie bei GERD bemerkt
(Nur im Übermaß verstärkt).

*

Das Geheimnis der *Arznei*,
Wie GERD beizukommen sei,
Soll ein *Fachbetrieb in Bayern*
Binnen kurzer Zeit entschleiern,
Denn die halbe Republik
Wartet auf den Zaubertrick.
Die Reklame für die Kur
Macht dann eine *Agentur*,
Deren Männer gelbe Wagen
Über deutsche Straßen jagen
(Mit der Aufschrift „G-Mobil" –
„G" für „GERD" als Angriffsziel!)

*

Morgen ist das Heute Gestern,
Bald schon kommt es wie im Western
Zum High Noon das nächste Mal:
Nach der Wahl ist *vor* der Wahl!
In dem Sprichwort heißt es: Sauer
Mache lustig – doch auf Dauer
Ist, so lautet mein Verdacht,
Keineswegs dies ausgemacht.

Zuviel Säure stimmt verdrießlich,
Viele Bürger würden schließlich
(Denn was könnten sie sonst tun?)
GERD- und JOSCHKA-GERD-immun!

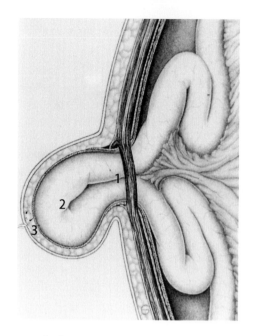

Komplette Hernie. 1 = Bruchpforte 2 = Bruchsack mit Inhalt 3 = Bruchhüllen
(modifiziert nach Schumpelick 2000, Abb. 2.1a)

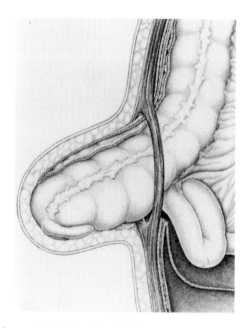

Gleithernie (aus Schumpelick 2000, Abb. 2.1b)

HERNIEN *
oder
Von Bändern und Netzen

Nomenklatur-Fragen

Warum Hernien „Brüche" heißen,
Kann ich Ihnen nicht beweisen,
Die Erklärung lautet schlicht:
Leider weiß ich's selber nicht!

Wie bekannt, wird bei den *Knochen*
Dann von „Brüchen" nur gesprochen,
Wenn die *Kontinuität*
Wörtlich „in die Brüche geht".
Meistens haben sie zwei *Enden*
Die mit seinen goldnen Händen
Ein Chirurgen-Team geschickt
Irgendwie zusammenflickt.

Doch was hat der *Beinbruch* nun
Mit dem *Leistenbruch* zu tun?
Mittels einer Eselsbrücke
Schließ ich die Erklärungslücke
(Als verzweifelten Versuch –
Und auch nur in diesem Buch!):
Hernie (a) und (b) Fraktur
Eint, so scheint mir, dieses nur:
Wenn bestimmte Bauchfellspalten
Nicht mehr dicht zusammenhalten
– Also *auseinanderklaffen* – ,
Wird so ein *Defekt* geschaffen,
Ähnlich wie bei einem Bruch
(Höre ich da Widerspruch?).

Leider scheint dies, ungelogen,
An den Haaren beigezogen.
Daher gibt es fürs Kolleg
Auch noch einen zweiten Weg,
Den Studenten anzupreisen,
Dass die Hernien „Brüche" heißen:

* Herrn Prof. V. Schumpelick (Aachen) und dem Thieme-Verlag (Stuttgart) danke ich
für die Genehmigung zur Übernahme zahlreicher Abbildungen aus dem Werk
„Hernien" (4. Auflage, 2000)

An normalen Oberflächen
Scheint der Bruch „hervorzubrechen",
Aus dem Bauchraum, seinem „Haus",
„Bricht" er durch die Bauchwand „aus".
So erhält der „Bruch"-Begriff
Ganz banal den letzten Pfiff:
Statt des *Zustands* nimmt er hier
Die *Entstehung* ins Visier.

Ob das stimmt – wer will es wissen!?
Sicherlich kein Leckerbissen,
Zeigt es doch, dass Professoren
Richtig dicke Bretter bohren,
Wenn sie sich mit solchen Fragen
Nächte um die Ohren schlagen!

Grundbegriffe

Ganz egal, an welchem Orte:
Jeder Bruch braucht eine *Pforte*,
Die ihm eine Chance gibt,
Dass er sich nach außen schiebt.
Strebt er aus dem Bauch ans Licht:
Ohne Pforte geht das nicht!

An die Pforte schließt sich dann
Peripher der *Bruchsack* an
(Da vom Bauch her ausgebreitet,
Ist er Bauchfell-ausgekleidet).
Wenn sein Inhalt insgesamt
Aber dem *RP** entstammt
(Was der fleißige Student
Richtig einen *Gleitbruch* nennt),
Wird er dadurch kurzerhand
Selbst zur inn'ren Bruchsackwand.

Als die äußerste Umrandung
Legt sich auf die Bruchsackwandung
Noch die *Bruch(sack)hüllen*-Schicht.
Manchmal ist dieselbe schlicht
Nur aus Haut und Unterhaut,
(Wie beim Nabelbruch) gebaut,
Manchmal ist von vielen Schichten
(Z.B. Leiste) zu berichten.

---

* Retroperitoneum

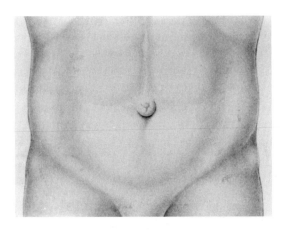

Nabelhernie (aus Schumpelick 2000, Abb. 17.28)

Brüche sind oft *angeboren*
(Durch verschiedene Faktoren),
Der Chirurg besorgt den Rest,
Stellt man sie beizeiten fest.

Hernientyp	Häufigkeit/ Anteil	Geschlechts- verhältnis (m:w)
Leistenhernien	80 %	4–8 : 1
Schenkelhernien	10 %	1 : 4
Nabelhernien	5 %	1 : 9
Epigastrische Hernien	5 %	3 : 1
Interparietale Leisten- hernien	ca. 600	
Spieghel-Hernie	ca. 1000	3 : 4
Lumbale Hernie	< 400	
Supravesikale Hernie	keine Angabe	
Hernia ischiadica	< 100	
Hernia perinealis	keine Angabe	
Hernia lumbalis	ca. 300	
Hernia obturatoria	0,07 %	1 : 6

Häufigkeit primärer Hernien (aus Schumpelick 2000, Tab. 3.5)

Doch es kann sich auch ergeben,
Dass sich erst im spät'ren Leben
Manche der vermaledeiten
Pforten in der Bauchwand weiten:
Diese Brüche sind *erworben*,
Doch auch hier ist nichts verdorben,
Wenn man sie zur rechten Zeit
Aus dem Pfortenring befreit.

Klassifikation und Formen

1. Äußere Hernien

Je nach Lage ihrer Pforten
Gibt es viele Herniensorten,
Äuß're Brüche Richtung Haut
Sind den Ärzten wohlvertraut,
Oberflächlich, prall und weich,
Sind sie einem Tumor gleich.

Man entdeckt die allermeisten
Bei den *Herren* in den *Leisten*,
Bei den *Damen* erste Wahl
Ist der *Femoralkanal.*
Zur Erkennung praktikabel
Ist die Lage auch im *Nabel:*
Durch den Nabelring als Tor
Wölbt der *Nabelbruch* sich vor.

Leistenbruch (Hernia inguinalis)

Leistenbrüche sind der Renner,
Meist betreffen sie die *Männer*,
Die bei diesen Hernienfällen
Vier bis acht von neunen stellen.
In der *ganzen* Bruch-Tabelle
Stellen sie fast alle Fälle
(*Anderweitig* sind präsent
G'rad mal eben *acht Prozent!*).*

---

* Chir. Univ. Klinik Hamburg 1966–1982, n = 2.326 (aus: Schumpelick 2000, Tab. 3.2)

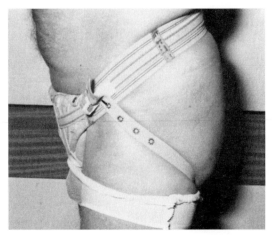

Bruchbandversorgung eines Leistenbruchs beim Erwachsenen im Jahr 1986 (aus Schumpelick 2000, Abb. 6.4b)

Drei Promille der Personen,
Die in unsrem Lande wohnen,
Werden *jährlich therapiert:*
Rund drei Viertel *operiert,*
Während man den großen Rest
Immer noch ins *Bruchband* presst –
Wie seit Tausenden von Jahren –
Ein historisches Verfahren,
Das den Bruch nur reponiert
Und den Kranken nicht kuriert!

a) Die *Hernia inguinalis*
(indirecta) lateralis
Wird am *Anulus profundus**
Zum Lumpazivagabundus,
Folgt dem Inguinalkanal
Als der Trasse ihrer Wahl,
Stets entlang an seinen Wänden,
Um am äuß'ren Ring** zu enden.

---

* *Anulus inguinalis profundus* (tiefer = innerer Leistenring)
** Äußerer Leistenring

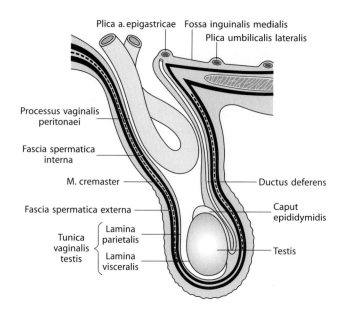

Plica a. epigastricae Fossa inguinalis medialis
Plica umbilicalis lateralis

Processus vaginalis
peritonaei

Fascia spermatica
interna

M. cremaster ——————

Ductus deferens

Fascia spermatica externa ——

Caput
epididymidis

Tunica
vaginalis
testis

Lamina
parietalis

Lamina
visceralis

Testis

Hernia inguinalis lateralis congenita (angeborener indirekter Leistenbruch)

a) Hernia inguinalis lateralis <u>congenita</u>
(indirekter Leistenbruch, angeborene Form)
Wenn die *Hernia lateralis*
Im *Canalis inguinalis*
In das Scrotum sich erstreckt,
Dort, wo auch der Hoden steckt,
Kann es ihr durchaus gelingen,
Bis zu diesem vorzudringen.

Diese Hernien gibt's in Fülle.
In der gleichen Bauchfell-Hülle
Liegen, *ohne Zwischenschicht*,
Darm und Hoden, dicht an dicht.
Stellt sich so die Hernie dar,
Ist die Sache sonnenklar.
Hier gibt's keine andre Wahl:
Dieser Bruch ist *konnatal*.

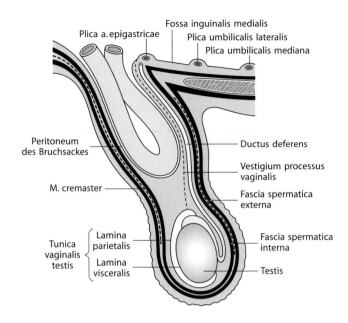

Hernia inguinalis lateralis acquisita (erworbener indirekter Leistenbruch

β) Hernia inguinalis lateralis <u>acquisita</u>
(indirekter Leistenbruch, erworbene Form)
Ist der Fortsatz* schon *verschlossen,*
Macht der Bruch sich unverdrossen
Dennoch auf die gleiche Weise
Richtung Scrotum auf die Reise.
Sein getreuer Wegbegleiter
Ist dabei der *Samenleiter.*
Beide kommen im Gespann
Schließlich am Testikel an.

---

* *Processus vaginalis peritonei*

Der Direktkontakt zum Hoden
Bleibt dem Bruch jedoch verboten:
Eine Bauchfell-Doppelung
Hindert die Verbrüderung,
Weil sie nämlich konsequent
Herniensack und Hoden trennt:
Die *T. vaginalis testis* *
(Die bekanntlich nur der Rest ist
Des *Processus vaginalis*,
Im *Canalis inguinalis*),
Sie alleine definiert
Diesen Bruch als *acquiriert.*

b) Die *Hernia inguinalis*
(acquisita) medialis
Pflegt im Bauchraum weiter innen **
Als die erste zu beginnen,
Denn der inn're Leistenring
Ist ganz einfach nicht ihr Ding
Die Beziehung fehlt total
Zu dem Inguinalkanal.

Wenn die Hernie innen startet,
Wird sie außen schon erwartet,
Denn nur kurz ist ihre Strecke
Durch die untre Bauchwanddecke.
Sie nimmt den *direkten* Weg:
Gradeaus und niemals schräg!
Außen wird dem Samenstrang
Sozusagen angst und bang,
Weil sie, was er gar nicht liebt,
Ihn brutal zur Seite schiebt.

---

* *Tunica vaginalis testis*
** *Fossa inguinalis medialis*

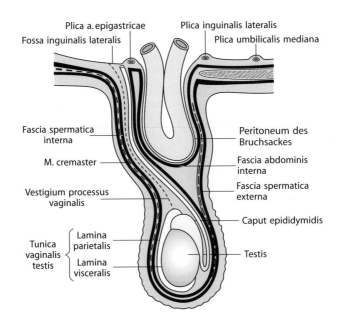

Plica a. epigastricae
Fossa inguinalis lateralis
Plica inguinalis lateralis
Plica umbilicalis mediana

Fascia spermatica interna
M. cremaster
Vestigium processus vaginalis
Tunica vaginalis testis
Lamina parietalis
Lamina visceralis

Peritoneum des Bruchsackes
Fascia abdominis interna
Fascia spermatica externa
Caput epididymidis
Testis

Hernia inguinalis medialis s. directa (erworbener direkter Leistenbruch) (aus Hafferl (1957) Lehrbuch der topographischen Anatomie, 2. Aufl. Berlin Göttingen Heidelberg

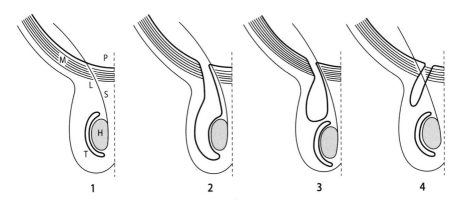

1   2   3   4

Zusammenfassendes Schema der Leistenhernien beim Mann (modifiziert nach Hamperl H (1950) Lehrbuch der Allgemeinen Pathologie und der Pathologischen Anatomie, 18. u. 19. Aufl., Berlin Göttingen Heidelberg, Springer). Rechter Hoden, Blick von vorn auf die Bauchwand. Senkrechte gestrichelte Linie = mediane Längs-achse des Körpers. *M* Bauchmuskulatur, *P* Peritoneum, *T* Tunica vaginalis testis, *H* Hoden, *S* Samenstrang, *L* Leistenkanal. *1* Normales Verhalten beim Erwachsenen. *2* Angeborener lateraler (indirekter) Leistenbruch. *3* Erworbener lateraler (indirekter) Leistenbruch. *4* Erworbener medialer (direkter) Leistenburch

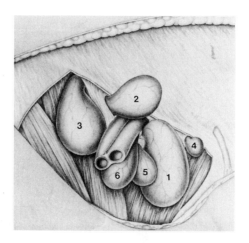

Lokalisationsformen der Schenkelhernie. 1 Hernia femoralis typica 2 prävaskuläre Hernie 3 äußere (laterale) Hernie 4 Hernie des Lig. lacunare 5 Hernia pectinea 6 Hernia retrovascularis (aus Schumpelick 2000, Abb. 2.6)

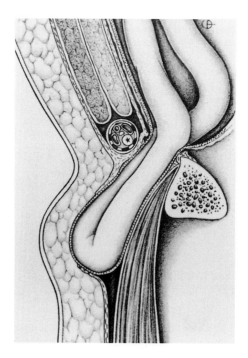

Manifeste Schenkelhernie im Querschnitt (aus Schumpelick 2000, Abb. 13.2)

Schenkelbruch (Hernia femoralis)

Crux des weiblichen Geschlechts *
Liegt sie in der Regel rechts.
Oftmals wird sie registriert,
Wird ein Leistenbruch saniert.

Medial der Schenkelvene
Setzt der Bruch sich meist in Szene:
Dringt am Schenkelbruch-Portal **
In den *Femoralkanal*
Und tritt aus der Leibeswand
Unterhalb vom Leistenband.
Selt'ner liegt er *lateral,*
Ventral oder auch *dorsal.*

Häufig ist er nur sehr klein,
Und dann wird es hundsgemein.
Denn man kann ihn beim Palpieren
Völlig falsch interpretieren,
Liegt im Femoralkanal
– Anatomisch ganz normal –
Doch der *Rosenmüller-Knoten!* ***
Größte Vorsicht ist geboten!
Denn beim Tasten mit der Hand
Wird der Bruch oft nicht erkannt!
Dass sich hier ein Bruch versteckt,
Wird nicht selten erst entdeckt,
Wenn sich plötzlich ganz akut
In der *Schwellung* etwas tut
(Oder wenn beim *Darmverschluss*
Man den Anlass suchen muss).

---

* Geschlechtsverhältnis w:m und Seitenverhältnis R:L jeweils etwa 3–4:1. Jeder 2. Mann und jede 8. Frau haben gleichzeitig einen Leistenbruch, jeder 4. Patient ist wegen eines Leistenbruchs voroperiert

** Innere Bruchpforte ist der *Anulus femoralis* (lichte Weite maximal 1–3 cm) unmittelbar am Beginn des *Conus (Canalis) femoralis*, äußere Bruchpforte ist die Spitze des *Conus femoralis* (etwa 2 cm kaudal des *Anulus femoralis*, Öffnung maximal 1 cm weit)

*** *Rosenmüller-Lymphknoten*, der zusammen mit Binde- und Fettgewebe den *Canalis femoralis* ausfüllt

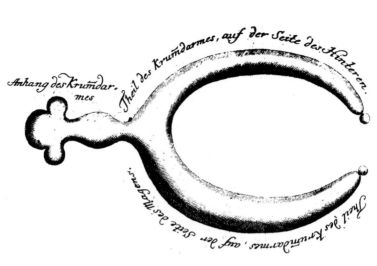

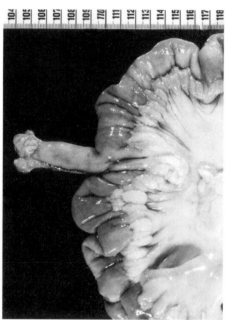

Ileum mit Meckelschem Divertikel („Anhang am Ileum", später fehlinterpretiert als „Darmwandbruch") (aus *von Steinwehr WBA*, 1749, S. 293 = deutsche Übersetzung der Originalarbeit von *A. de Littre* 1700). Die Schnürfurche am Abgang aus dem Ileum kennzeichnet offenbar die Kompression durch die Bruchpforte. Darunter zum Vergleich: Meckelsches Divertikel mit Fettgewebsbürzeln an der Spitze. Verblüffende Ähnlichkeit mit der Zeichnung von *de Littre* (aus Remmele W (1984) Jejunum und Ileum, in: Remmele W (1985) (Hrsg) Pathologie, 1. Aufl., Bd. 2 (1986) S. 258, Abb. 5.2a)

Darmwandbruch:
„Littré"- (richtig: De-Littre-)Hernie
oder Richter-Hernie?

Die „Littré"- und Richter-Brüche
Stecken voller Widersprüche.
Denn in der Gerüchteküche
Köcheln gleich *zwei Darmwandbrüche* –
Mal der erste, mal der zweite.

Recht hat der, der auf der Seite
Von Kollege *Richter* steht*,
Wenn es um die Wahrheit geht!
Richter hat den Bruch beschrieben,
Ihn *de Littre* zuzuschieben,
Ist ganz einfach unkorrekt.
Der hat anderes entdeckt!
Was? Ein *Meckel-Divertikel,*
Teil des Bruchs war *nur* der Zwickel,
Während sich die *Ileumwand*
Außerhalb des Bruchs befand!
(Herr *de Littre* hat versiert
Drei Patienten obduziert:
Zweimal war der Anhang bland,
Einmal eingeklemmt mit Brand).**

Herr *de Littre* war verwundert,
Denn im Jahre siebzehnhundert
Gab's zwar längst das Dünndarm-Säckel,
Doch noch lange nicht Herrn *Meckel.****

---

* Richter AG (1779) Abhandlung von den Brüchen. Zweyter Band. Von den Brüchen insbesondre. Zweytes Kapitel: Von den kleinen Brüchen. S. 51–74. Göttingen, JChr Dieterich

** de Littre (1700) Observation sur la nouvelle espèce de hernie. Hist Acad Roy des Sc (Paris) 1700 (1719) 300–310. Observation einer neuen Art von Bruch. In: v. Steinwehr WBA: Der Königlichen Akademie der Wissenschaften in Paris Anatomische, Chymische und Botanische Abhandlungen. Erster Theil, welcher die Jahre 1692, 1693, 1699, 1700 und 1701 in sich hält. Aus dem Französischen übersetzt. Breslau (1749), Johann Jacob Kern

*** Meckel JF d.J. siehe: Beneke R (1934) Johann Friedrich Meckel der Jüngere. Halle/ Saale, Max Niemeyer. – Berner S (1963) Die fünf Anatomen Meckel. Inaug. Diss. Freiburg i. Br.

Streng betrachtet, ist es freilich
Schlechterdings ganz unverzeihlich,
Dass man diesen Hernientyp
Schlicht als „*Darmwandbruch*" beschrieb
(Oder einfach dabei blieb!
Fehler haben Copyright
Bis in alle Ewigkeit,
Denn bei andern abzuschreiben
Ist, was viele gern betreiben!).

Längst ist alles aufgeklärt:
Richter: Ja! „*Littré*": verkehrt!
(*Auch der Name!* Denn ganz hinten
Ist statt „*é*" nur „*e*" zu finden
Ohne den *accent aigu!*
Vorne ging das „*de*" perdu,
Das die Plebs vom Adel trennt
Und woran man ihn erkennt).
Statt „*Littré*" heißt es „*de Littre*":
Bien? D'accord? Fin du chapitre!

Richter-Hernien sind nicht groß:
Denn ein *Teil der Darmwand* bloß
– Nicht, was ja viel schlimmer wär,
Ein *Segment, voll zirkulär!* –
Hat den Hernienring passiert
Und ist oft *inkarzeriert.*

Leicht kann man dies übersehen
Und es gleitet das Geschehen
Bei *Nekrosen* in der Wand
Schier dem Doktor aus der Hand!
Denn das eine kommt zum andern:
Keime können sie durchwandern,
Und es kommt, was kommen muss:
Bauchentzündung * → *Ileus!*

---

* Erst lokale, dann diffuse Peritonitis

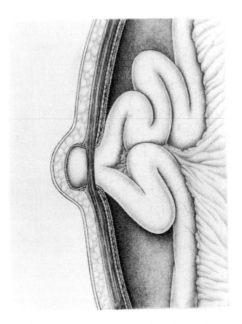

Da hier nicht der ganze Kanal, sondern
nur eine Seite des Darms eingekneipt, und
folglich der Darm nicht zusammen gedruckt und
verschlossen ist, fehlt bey der Einklemmung dieser kleinen Brüche ein Hauptsymptom; welches
sonst bey allen andern eingeklemmten Darmbrü-
chen beständig ist; nämlich die Leibesverstopfung

Inkomplette (= partielle oder *Richter-*) Hernie, gelegentlich fälschlicherweise auch als
Littré-Hernie bezeichnet (aus Schumpelick 2000, Abb. 2.1c). Darunter Ausriss aus der
Arbeit von AG Richter, 1779, S. 65)

Weitere abdominelle Hernien

Weit're Brüche kann man finden
In der Bauchwand vorn und hinten,
Wo der Bruch sich vorwärts schiebt,
Weil es schwache Stellen gibt:
Es verdient dabei Erwähnung
Eine *Bauchwand-Überdehnung*
(Etwa in der *Schwangerschaft,*
Wenn sie nachgibt und erschlafft).
Bauchwandnarben, die desgleichen
Hohem Druck von innen weichen,
Stehn als Anlass im Geruch
Für so manchen → *Narbenbruch.*

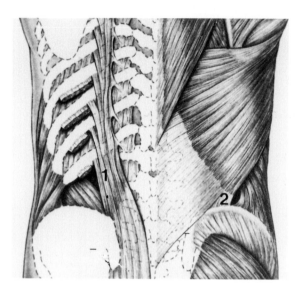

Lumbalhernie. Anatomische Lokalisation der oberen (1) und unteren (2) Lumbalhernie (aus Schumpelick 2000, Abb. 17.6)

Oben gibt's, meist nabelnah:
→ *Hernia epigastrica.*

In der Bauchwand weiter unten
Wird ein andrer Typ gefunden:
→ *Linea-alba-Brüche* können
Wir sie anatomisch nennen.

Noch ein Typ ist zu vermelden:
Er ist ausgesprochen selten,
Liegt am Rectus-Faszienrand
Und wird → *Spieghel-Bruch* genannt.

Hinten unten zeigt der Rücken
Zwei bekannte Muskellücken*,
Und durch diesen Korridor
Schieben sich die Brüche vor.
Diesen Hernientyp *(→ „lumbal")*
Gibt's nur dann und wann einmal.

---

* *Trigonum fibrosum* (oben), *Trigonum lumbale* (unten)

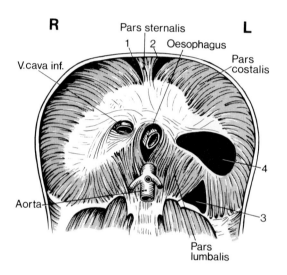

R   Pars sternalis   L

1   2   Oesophagus

V.cava inf.

Pars costalis

Aorta

4

3

Pars lumbalis

Zwerchfellhernien, extrahiatale Typen. Blick auf das Zwerchfell von unten. 1 = *Morgagni*-Hernie (Austrittspforte *re.* Trigonum sterno-costale 2 = *Larrey*-Hernie (Austrittspforte *li.* Trigonum sterno-costale) 3 = *Bochdalek*-Hernie (Austrittspforte Trigonum lumbocostale, *Bochdalek*-Dreieck) 4 = Zwerchfellhernie im Bereiche einer angeborenen Zwerchfelllücke (umgezeichnet nach Imdahl H Zwerchfellbrüche, in: Baumgartl F, Kremer K, Schreiber HW (1969) Spezielle Chirurgie für die Praxis, Thieme, Stuttgart)

2. Innere Hernien

Innen können Bauchfelltaschen,
Uns durch Hernien überraschen
Schon beim Baby und beim Kind,
Weil sie angeboren sind.

a) Zwerchfellhernien
(abdomino-thorakale innere Hernien) *

α) Konnatale (extrahiatale)
Zwerchfellhernien

Durch diverse *Zwerchfellspalten*
Können Hernien sich entfalten,
Dringen in den Thorax ein,
Manchmal riesig, manchmal klein.
Diese Spalten haben Namen
(Bitte lernen fürs Examen!):
Vorn → Morgagni (rechts gelegen)
Und → *Larrey* (nur *links* hingegen),
Und auch *hinten* liegt ein Leck
Namens → *Dreieck Bochdalek.*

Extrahiatale Typen
Können die Prognose trüben,
Denn oft trifft ein paralleler
Kombinierter Bildungsfehler
Bei gestörtem Schöpfungsplan
Noch ein *anderes Organ.*
Häufig und bisweilen drastisch
Sind die *Lungen hypoplastisch,*
Nieren, Nerven, Herz, Skelett
Machen das Syndrom komplett,
Kommt der Körper-Schöpfungsakt
Auch bei ihnen aus dem Takt.

---

* Soweit mir bekannt, ist diese Bezeichnung nicht üblich. Ich habe sie aus didaktischen Gründen verwendet, um diese Hernien gegen die rein intraabdominellen inneren Hernien (s. S. 163) abzugrenzen

b) *Hiatushernien des Zwerchfells*

Die *Hiatushernien* geben
Ihr Debut im spätren Leben,
Meistens werden sie vermißt
Wenn man unter dreißig ist

Ätiologie, Pathogenese

Haltebänder, die erschlaffen,
Lassen den Hiatus klaffen –
Muskeln der Kardiawand
Sind nicht richtig mehr gespannt –
Auch durch andere Faktoren
Geht die Dichtigkeit verloren:
Was sich beispielsweise zeigt,
Wenn der *Druck im Bauchraum* steigt:
Husten, Pressen und *Erbrechen*
Können die Kardia schwächen.

*Omentales Fettgewebe**
Wirkt nicht unbedingt als Strebe,
Wenn es sich nach oben drängt
Und um die Kardia zwängt.
Schwere *Adipositas*
Kommt ihr keineswegs zupass!

Manchmal zieht das *Speiserohr*
Auch die Magenwand empor
(*Sklerosierende Entzündung*
Liefert hierfür die Begründung):
Die *Traktion der Narbenzüge*
Stört das rechte Wandgefüge.

---

* Vom *Omentum minus* stammend

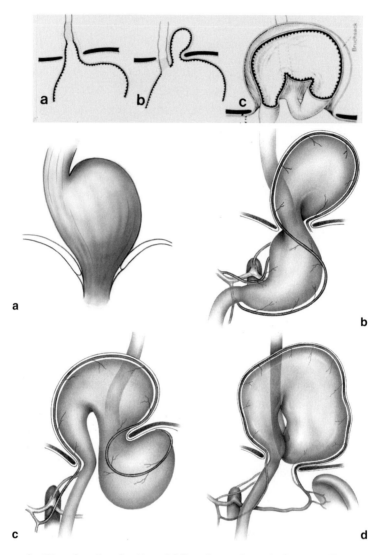

Formen der Hiatushernien des Zwerchfells. *Oben*: Schematische Darstellung: a Axiale
(Gleit-) Hernie, b paraösophageale Hernie, c Upside-down-Magen (aus Imdahl:
Hiatusbrüche. In: Baumgartl F, Kremer K, Schreiber HW (1969) Spezielle Chirurgie für
die Praxis, Bd II, Teil 1 Stuttgart, Thieme 1969. *Unten*: a Axiale (kardiofundale) Hernie.
Im Unterschied zum obenstehenden Schema besteht die Hiatushernie hier nicht nur aus
der Kardia, sondern auch aus dem Fundus des Magens. Der peritoneale Überzug bis zur
Kardia ist nicht eingezeichnet. b Paraösophageale Hernie; sie führt zum partiellen oder
totalen Magenvolvulus. Häufigste Form (proximaler partieller Magenvolvulus mit Deh-
nung und Herniation eines *proximalen* Fundusabschnittes). c Seltenere Formen einer
paraösophagealen Hernie (Drehung und Herniation eines *distalen* Magenabschnittes mit
funktioneller Magenausgangsstenose. d Totaler Thoraxmagen (*„upside-down stomach"*).
In: Chernousov AF, Bogopolski PM, Gallinger YI, Izbicki JR, Broring DC, Schreiber HW:
Chirurgie des Ösophagus. Operationsatlas, S. 268, 269. Darmstadt, Steinkopff, 2003

Klassifikation

Beim Versuch, das Bild zu normen,
Unterscheidet man drei Formen:
Meistens liegt der Bruch *axial*,
Manchmal *parösophageal*,
Selten ist der *ganze Magen*
In den Thorax hochgeschlagen,
Längsrotiert und, armer Tropf,
Steht er auch noch auf dem Kopf!
Jammervoll drum anzuschaun,
Und man nennt ihn „*upside down*"

b) *Intraabdominelle innere Hernien*

Manche *inn're Bauchfelltaschen*
Ähneln flachen Taschenflaschen,
In dem Punkte jedenfalls,
Dass ein enger Flaschenhals
Sich zur Tiefe hin verbreitert,
Pathologisch sich erweitert,
Seine schmale Form verliert
Und zum Herniensack mutiert.

Eingeweide jeder Art
Hat man schon darin gewahrt:
In die Bauchfelltasche dringen
(Je nach Lage) *Dünndarmschlingen,*
Gallenblase, Kolon, Magen.
Dorthin kann es auch verschlagen,
Weg von seinem rechten Platz,
Den banalen *Wurmfortsatz,*
Und bei Frauen trifft es gar
Tuben, Uterus, Ovar.

Je nach ihrem Sitz benannt*
An der Bauchraum-Innenwand,
Werden diese Hernientypen
Als recht selten zwar beschrieben
(Von den Hernien *ein* Prozent!) –
Dass der Arzt sie trotzdem kennt,
Ist ihm dringend zu empfehlen,
Denn es lässt sich nicht verhehlen:
Oftmals machen sie Verdruss
Über einen *Darmverschluss*
(Weil man sie, im Bauch versteckt,
Prima vista nicht entdeckt).
Bei dem eingeklemmten Darm
Stehn die Zeichen auf Alarm!
Die Gefährdung des Patienten
Kann nur die OP noch wenden!

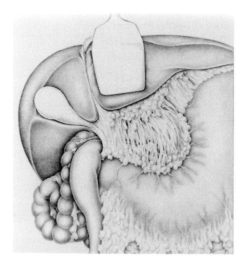

Anatomie und Bruchpforte der Hernia foraminis *Winslowii* (aus: Schumpelick 2000, Abb. 17.46)

---

* z.B. paraduodenale Hernien, parazökale Hernien, Hernien im *Foramen epiploicum Winslowii*, Mesenterialhernien, Hernien des *Lig. latum*

Alle Formen hier zu schildern
a) mit Worten, b) mit Bildern,
Oder gar sie zu bedichten –
Darauf möchte ich verzichten.
Erstens ist es sonnenklar:
Diese Hernien sind *meist rar,*
Und für echte Seltenheiten
Fehlen mir genügend Seiten.
Zweitens: Mit dem rechten Riecher
Findet man die *schlauen Bücher,*
Wo man alles Drum und Dran
Sich zu eigen machen kann.*

Komplikationen der Hernien

Jeder Bruch hat eine *Pforte,*
Und sie wird zum Schicksalsorte,
Wird der Darm drin *eingeklemmt***
Und der Blutkreislauf gehemmt.
Manchmal ist der Ring *elastisch*
(Für den Kranken ganz phantastisch!),
Denn er wird in *kurzer Frist*
(Was besonders wichtig ist!)
Wiederum so richtig weit,
Dass der Darm sich selbst befreit
(Falls nicht der Chirurg versiert
Diese Hernie reponiert).

Wenn der Darm im Bruchsack liegt
Und sich friedlich an ihn schmiegt,
Bilden sich in dieser Enge
Manches Mal *Verwachsungsstränge,*
Flächenförmig ausgespannt
Zwischen Darm und Bruchsackwand.
Leicht verständlich ist die Kunde,
Dass ein Bruch aus diesem Grunde,
– Mit der Bruchsackwand verschweißt –
Hernia accreta heißt.

---

* z.B. Schumpelick V (2000) Hernien, 4. Aufl. Enke, Stuttgart. – Töndury G (1976)
  Hernien. In: Doerr W, Seifert G, Uehlinger E (Hrsg) Spezielle pathologische Anato-
  mie, Bd 2, Teil 2, 941–963. Springer, Berlin Heidelberg New York
** Inkarzeration

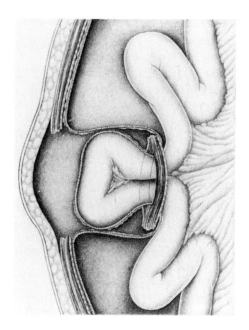

Reposition en bloc (aus Schumpelick 2000, Abb. 2.3 c)

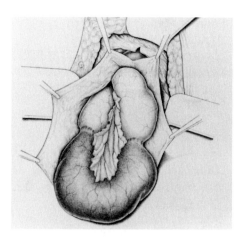

Inkarzeration. Inspektion des Bruchsackinhalts nach Beseitigung der Einklemmung und Vorziehen der Darmschlingen bis zur Freilegung der Schnürfurchen (aus Schumpelick 2000, Abb. 15.4).

Sollte der Chirurg probieren,
Diesen Bruch zu reponieren,
Muss er sich dabei befleißen,
Nicht das Bauchfell abzureißen
(Inklusive Pfortenring!).
Ich gäb' keinen Pfifferling,
Andernfalls von dem Patienten
Schwierigkeiten abzuwenden:
Die „*en bloc*" *Reposition*
Weckt nur eine Illusion!

Sicher kommt der Darm in Not
Füllt er sich im Bruch mit *Kot.*
Dadurch schon wird programmiert,
Dass er selbst sich komprimiert
Und die kotgefüllten Schlingen
Den Verbleib im Bruch erzwingen.

Dann entsteht ein *Ileus*
(Übersetzt: ein *Darmverschluss),*
Als „*mechanisch*" deklariert,
Weil der Bruch den Darm blockiert.
Schwere *Schmerzen* im Abdomen
Zählt man hier zu den Symptomen,
Übelkeit und *Koterbrechen*
Sind als Folgen anzusprechen.

Schließlich droht die *Darmnekrose* –
Eine schlimme Diagnose!
Kot tritt hierbei aus der Lichtung
In die völlig falsche Richtung,
Nämlich in den Bauchraum aus.
Dort entwickelt sich, o Graus,
Eine *kotige Entzündung.*
Kaum bedarf es der Begründung,
Dass ein solches Krankheitsbild
Als extrem gefährlich gilt!

„*Riesenhernien*" sind Extreme.
Sie erzeugen dann Probleme,
Wenn die Eingeweidemassen
Sich nicht unterbringen lassen
Dort, wo man sie haben möcht'.
Denn es heißt: „Ihr *Heimatrecht*
(Jedem Menschen angeboren)
Haben sie im Bauch verloren".

Dem muss man entgegen steuern,
Und das Heimatrecht erneuern.
Möglich ist dies allemal
Durch Chirurgen erster Wahl,
Die z. B. mit Kunststoffnetzen
Einen Bauchdefekt ersetzen.
Manchmal, über ein paar Tage,
Bessert sich die Ausgangslage,
Wenn man, dass der Bauch sich weitet,
Luft in das Abdomen leitet*.
Ist es dadurch dilatiert,
Wird die Hernie operiert,
Jetzt kann der Chirurg sich trauen,
Sie im Bauchraum zu verstauen.

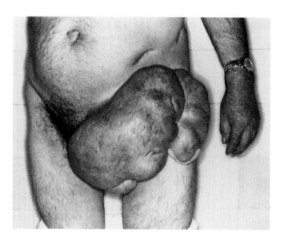

Hautschäden durch Mazeration und Druckulzera bei einer Riesenhernie, die lange mit einem Bruchband versorgt war (aus Schumpelick 2000, Abb. 6.5)

---

* *Pneumo-Peritoneum*, meist über 7–10 Tage (s. Schumpelick 2000, S. 118 ff)

Rückschau und Ausblick

Dem Chirurgen ist geläufig,
Hernien sind besonders häufig!
Denn das Klinik-Kontingent
Liegt bei guten zehn Prozent!

Hernien, früher in den Händen
Junger Klinikassistenten,
Haben ihren Stellenwert
Längst ins Gegenteil verkehrt.
Bruch-OP: Nur alte Zöpfe?
Nein! Im Blickpunkt kluger Köpfe
Bietet diese Renaissance
Therapeutisch manche Chance.

Längst ist es nicht mehr utopisch
Es geht auch *laparoskopisch!*
Ferner können hilfreich sein
Shouldice (a), (b) Lichtenstein
(a) Ganz ohne Implantat,
(b) Mit Patch und ohne Naht. *

Um erschlaffte Bauchwandschichten
Für die Zukunft herzurichten,
Werden innen mit Bedacht
Kunststoffnetze eingebracht.
Das Geflecht der Kunststoffmatten
Führt zu derben Narbenplatten,
Und dieselben geben bald
Der Umgebung festen Halt **.

---

* Zu den verschiedenen Operationsverfahren siehe die Lehrbücher der Chirurgie
  (z. B. Schumpelick 2000)
** Im Medizin-Englisch werden die Netze auch als „*meshes*" bezeichnet

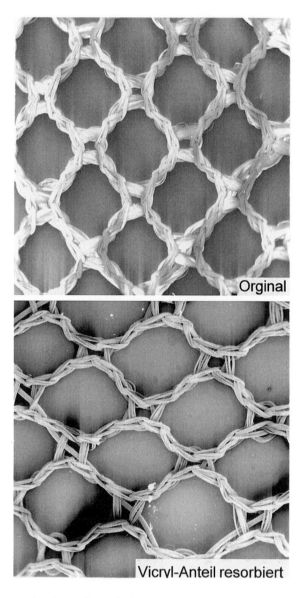

Orginal

Vicryl-Anteil resorbiert

Rasterelektronenmikroskopische Aufnahmen eines Vypro-Netzes. Oben: im Original-
zustand, unten: mit resorbiertem Vicryl-Anteil. Anmerkung: Das Netz besteht zu gleichen Teilen aus resorbierbarem (Polymer aus 90% Glycolid und 10% Lactid, Resorpti-
onszeit 56–70 Tage) und nicht-resorbierbarem Polypropylen (entspricht Prolene). Der
resorbierbare Anteil soll das Netz bei der OP durch größere Steifigkeit besser hantier-
bar machen (Abb. freundlicherweise überlassen durch Herrn Prof. Dr. K.-M. Müller,
Inst. f. Pathologie, BG-Kliniken Bergmannsheil, Univ.-Klinik, Bochum)

Schließlich, ganz speziell bei Kindern,
Kann man Angst und Kosten mindern,
Repariert der Arzt gewandt
Leistenbrüche *ambulant*!*

Doch es bleibt noch viel zu klären:
Ob die *Netze* sich bewähren**.
Über eine lange Zeit,
Weiß man nicht mit Sicherheit.
Dass sie wandern – sich verschieben –,
Ist schon hundertmal beschrieben.
Dabei treten *Fisteln* auf,
Schmerzen prägen den Verlauf**.

Ständig wächst das Hernien-Wissen –
Dem Dornröschenschlaf entrissen,
Registriert man als Gewinn:
Hernien sind jetzt wieder „in".

---

* Volkswirtschaftlich betrachtet ist die Kostenminderung relativ unbedeutend, da die Kosten z. T. einfach vom Krankenhaus auf die Familie und ambulante Pflegeeinrichtungen verlagert werden (Schumpelick S. 388)
** Bei der Netzwanderung gibt es regelmäßig Fistelbildungen zur Harnblase, zum Dünn- oder Dickdarm (s. Schumpelick S. 382)

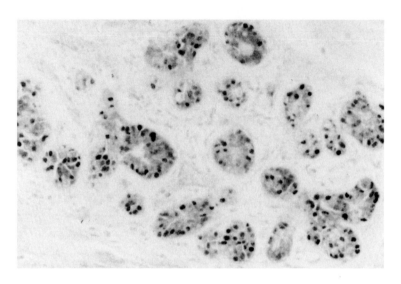

Immunhistochemischer Nachweis von Östrogenrezeptoren in Drüsenläppchen der normalen Mamma, erkennbar an der im Original roten, in der Abbildung schwarzen Kernfärbung der Epithelien

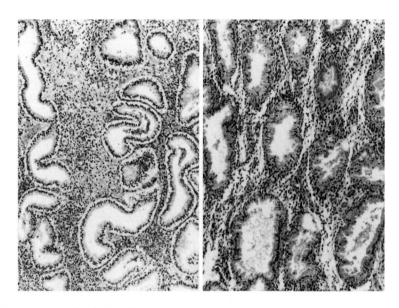

Endometrium in der frühen (links) und späten (rechts) Sekretionsphase mit geschlängelten, basal sezernierenden Drüsen (links) und sägeblattartig gefalteten, luminal sezernierenden Drüsen (rechts). H.E.

OVARIELLER ZYKLUS
und
BENIGNE OVARIALZYSTEN
oder
Bewahret Euch vor Weibertücken *

Wir alle wissen es: Die Frauen
Sind schön und lieblich anzuschauen,
Weil definierte Körperstellen
Im Backfischalter mächtig schwellen –
Der Grund für viele Liebesarien!

Dahinter stecken die Ovarien!
Sie wecken in den Zielorganen
Ein rosarotes Frühlings-Ahnen,
Weil sich dort Rezeptoren finden,
Die Ovarialhormone binden.
Die Mamma und der Uterus
Besitzen sie im Überfluss!

Hormone aus der Hypophyse
Versenden frohe Liebesgrüße,
Die den Ovarien verkünden:
Es naht die Zeit der Liebessünden!
Wenn dann erst die Follikel reifen,
Dann ist für Puppen, Zöpfe, Schleifen
Im nächsten Wonnemonat Mai
Die Zeit vorüber und vorbei!
Ein Rädchen greift ins nächste Rädchen
Und lässt aus unbedarften Mädchen
Die heißbegehrten und verehrten
Beliebten Busenwunder werden.

Auch wird zugleich mit aller Macht
Der Zyklus nun in Gang gebracht.
Im ersten Teil bestimmt die Szene
Die Produktion der Östrogene:
Das Endometrium wird breiter,
Die engen Drüsen werden weiter,

---

* Mozart: Zauberflöte, II, 2 (Duett)

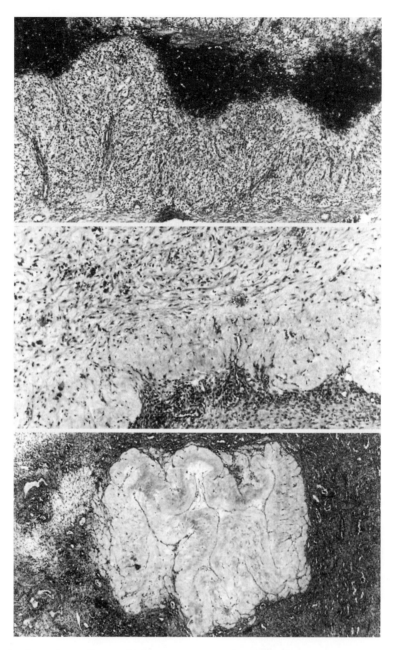

Verschiedene Phasen der Rückbildung des Corpus luteum und des Umbaus zum Corpus albicans. Oben: Frische Einblutung in die Lichtung des Corpus luteum („Corpus rubrum"). Mitte: Organisation der Einblutung durch Granulationsgewebe (im unteren Randbereich bereits hyaline Wand). Unten: Corpus albicans mit vollständiger Hyalinose. H.E.

Doch sind sie anfangs noch gestreckt,
Bald aber wechselt der Aspekt,
Wenn der Follikel rupturiert.
Ein jeder weiß, was dann passiert:
Der Körper baut die Reste um
Zu einem *Corpus luteum*,
Wo luteinisierte Zellen
Die Granulosa/Theka stellen.
Es produziert Progesteron,
Und dieses Steroidhormon
Erweitert jetzt die Drüsenspalten,
Legt deren Wandungen in Falten
Und lässt aus ihren Drüsenzellen
Sekret ins Drüsenlumpen quellen.

Doch bald schlägt dem CL die Stunde,
Und es geht jämmerlich zugrunde.
Sein Ende gilt es zu beklagen
Bereits nach etwa vierzehn Tagen:
Die Zellen, anfangs groß und prächtig,
Sie werden mickerig und schmächtig,
Und schließlich schwinden sie dann ganz:
Es folgt das *Corpus albicans*,
Fibrös und später hyalin
Und rot gefärbt mit Eosin.

Nicht selten kommt es unversehens
Zu einer Störung des Geschehens:
Dann wird das Physiologen-Schema
Zum Pathologen-Lehrbuch-Thema,
Um die Studenten auszurüsten
Mit Wissen über all die Zysten,
Die sich aus Eierstocks-Follikeln
Zu stolzer Größe oft entwickeln.

An erster Stelle auf der Liste:
Die *einfache Follikelzyste*.

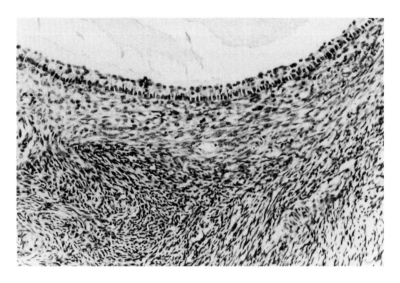

Wand einer Follikelzyste des Ovars. Innen Follikelepithelien. Daran anschließend Thekazellen. Ganz außen Ovarialstroma. H.E.

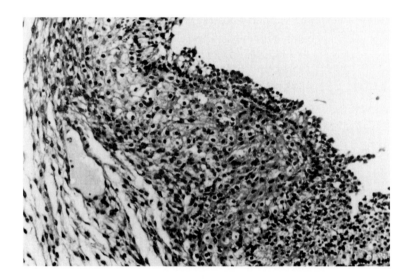

Wand einer Follikelzyste mit Luteinisierung der Thekazellschicht. H.E.

Die Innenwand in diesen Fällen
Besteht aus Granulosazellen.
Ein Netz aus Gitterfasern flicht
Sich außen um die Thekaschicht.
Die Wand ist glatt, die Lichtung weit
Und voll seröser Flüssigkeit.
Die Zysten bilden sich zum Glück
Meist binnen kurzer Zeit zurück.

Auch *Corpus-luteum-Zysten* gelten
Berechtigt keinesfalls als selten.
Das Blut in ihrer Zystenlichtung
Weist manchmal in die falsche Richtung.
Denn wenn es in die Zyste blutet,
Wird am OP-Tisch oft vemutet
Ein Herd der Endometriose:
Das ist die falsche Diagnose!
Man sieht ein schwefelgelbes Band
Als Innenschicht der Zystenwand.
Im Mikroskop erweist sich schnell:
Es sind die Zellen des CL,
Die, vollgestopft mit Steroiden,
Die leuchtend gelbe Farbe bieten.

In *Wochenbett* und *Schwangerschaft*
Wird selten – aber riesenhaft –
Zur Zyste das CL gebläht*,
So dass es in Verdacht gerät
(Allein schon wegen seiner Größe),
Es sei prognostisch eher böse.
Auch lässt sich keineswegs bestreiten:
Die Zellen, die die Wand bekleiden,
Besitzen polymorphe Kerne,
Und so erinnern sie von ferne
An einen schlimmen Tumorherd,
Doch das ist Gott sei Dank verkehrt!

---

* Sog. „große luteinisierte Follikelzyste der Schwangerschaft und des Wochenbettes"

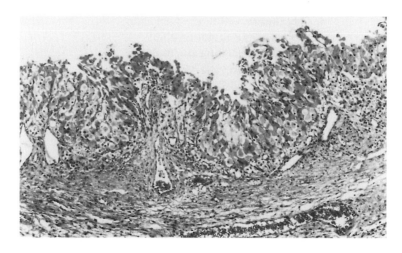

Wand einer Corpus-luteum-Zyste des Ovars mit regressiv veränderten Granulosa-luteinzellen. H.E.

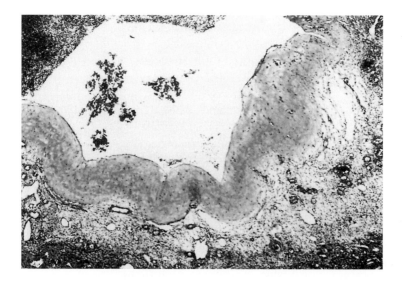

Wand einer Corpus-albicans-Zyste des Ovars. Auf der inneren Oberfläche einige aufgelagerte Erythrozyten. H.E.

Ein weiterer Hormoneffekt
Ist alles, was dahinter steckt;
Und jener ist im Mutterkuchen
Und seinem hcG zu suchen.

In dieser Kette ganz am Schwanz
Folgt nun das *Corpus albicans.*
Ein Hohlraum kann in ihm entstehen,
Doch wird man keine Zellen sehen,
Die seine Wände tapezieren –
Man kann nur Hyalin notieren,
Wenn man die Zysten-Innenhaut
In seinem Mikroskop beschaut
(Weswegen man wohl sagen müsste:
Das hier ist eine *Pseudo-Zyste!*).

Die Zysten, die ich jetzt bespreche,
Entstehen an der Oberfläche,
Aus jener Zellschicht abgeschnürt,
Die lange Müller's Namen führt,
Denn jener hatte früh erkannt
(„Keimepithel" sie drum benannt)
Die große Vielfalt der Potenzen,
Die fast schon an ein Wunder grenzen:
Mal sind sie endosalpingial,
Mal eher endozervikal
Und manchmal endometrioid –
Ein kleiner, feiner Unterschied!
Man sieht: Die *„Einschlusszysten-Wand"*
Ist mikroskopisch int'ressant.
Die Zysten liegen oberflächlich,
Sind klein und völlig nebensächlich.

Dies gilt auch für die *„simple Zyste"*,
Von der man liebend gerne wüsste,
Aus welchen Zellen sie entsteht.
Das Wissen ist nicht sehr konkret,

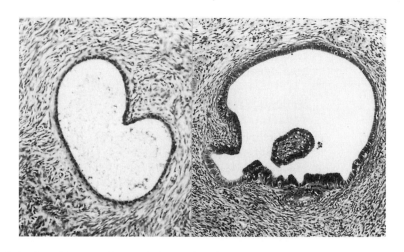

Einfache (simple) Ovarialzyste (links) und Endosalpingiose-Zyste (rechts). H.E.

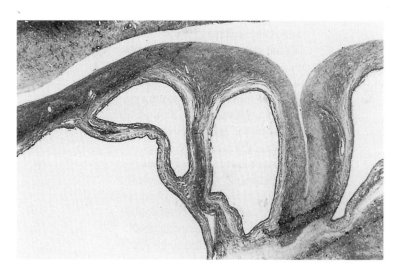

Ovar bei Stein-Leventhal-Syndrom: Fibrose der Rinde, zahlreiche subkortikale Follikel-zysten. H.E. (Präparat Frau Prof. Dr. G. Dallenbach-Hellweg, Mannheim)

Es ist stattdessen reichlich vage:
Was man erkennt, ist eine Lage
Von Zellen, kubisch und normal;
Doch manchmal sind die Wände kahl,
Die Herkunft bleibt dann unergründlich
(Doch sicher ist sie nicht entzündlich).

Die meisten Zysten bis hierher
Sind in der Regel solitär,
Bisweilen sieht man zwar ein paar
Im einen/anderen Ovar,
Doch was es jetzt zu schildern gilt,
Ist ein besond'res Krankheitsbild:

Das *polyzystische Ovar*
Ist alles andere als rar:
Man findet die Besonderheit
Bei fünf Prozent der Weiblichkeit!
Bisweilen trifft's nur eine Seite,
Doch in den meisten Fällen beide.
Die Eierstöcke sind zu groß,
Doch sozusagen tatenlos:
Die Rindenschicht ist fibrosiert –
Was an Follikeln existiert,
Hat keine Chance sich zu rühren,
Weil derbe Fasern sie umschnüren.
Die Faserschicht ist zu hermetisch,
So werden sie denn halt atretisch,
Und weil aus solcherlei Follikeln
Bevorzugt Zysten sich entwickeln,
So stellt ein Schnitt durch das Ovar
Oft Dutzende von Zysten dar!

Die Frauen sind bei diesem Leiden
Weiß Gott von keinem zu beneiden!
Der Körper treibt ein arges Spiel:
Das Bild der Frauen wird viril,

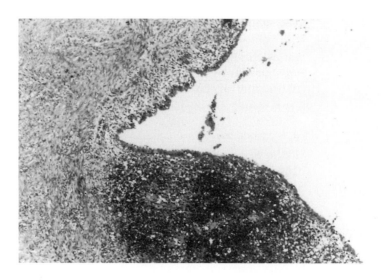

Wand einer Endometriosezyste des Ovars mit Einblutungen in das Gewebe. H.E.

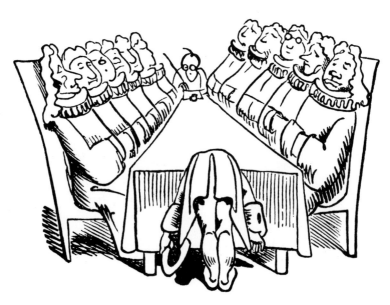

Examen – wie es früher einmal war, ganz ohne multiple choice! (Aus Wilhelm Busch: Bilder zur Jobsiade, 6. Kapitel: Hieronymus vor der geistlichen Prüfungskommission)

Vermisst wird auch die Monatsregel,
Sie streicht in jedem Fall die Segel –
Symptom addiert sich zu Symptom
Hin zum *Stein-Leventhal-Syndrom.*
Um diese Krankheit zu sanieren,
Kann man die Frauen operieren
(P.S. Stattdessen wendet man
Auch Anti-Androgene an):
Die derbe Rinde wird durchtrennt,
Man exzidiert ein Keilsegment,
Denn die Entfernung dieser Zwickel
Befreit die Primordialfollikel
Aus ihrem viel zu engen Kleid
Und macht sie endlich sprungbereit!

Multiple Zysten gibt's indes
(Doch selten) auch beim *OHS**,
Wobei die ganze Zystenschicht
Durch sattes Schwefelgelb bandist.
Dies kommt durch HCG zustande,
Denn es bestehen enge Bande
Vom Mutterkuchen zum Ovar,
Und damit ist die Sache klar:
Wo Trophoblast im Überschuss,
Da HCG im Überfluss –
Und daher sieht man dies z.B.
Bei Molen und bei EUG.

Wer kennt die Zysten, nennt die Namen!
Bedrohlich naht schon das Examen:
Das Lernen ist zwar eine Last,
Doch haben Sie gut aufgepasst.
So können Sie sich darin brüsten
Mit Ihrem Wissen über Zysten!

---

* OHS = Ovarielles Hyperstimulations-Syndrom

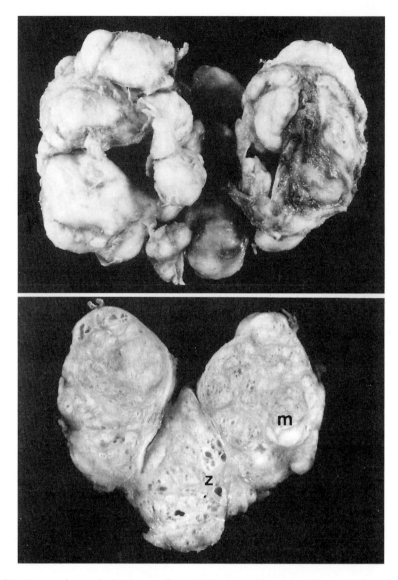

Nodöse Prostatahyperplasie, Prostatektomie-Präparat. Oben: Ansicht von außen: Zahlreiche Knotenbildungen. Unten: Frontalschnitt durch das OP-Präparat: Unterschiedlich große Knoten, z. T. weiß und derb (Fibrome/Myome [m]), z. T. mit zystisch erweiterten Drüsen (z)

NODÖSE PROSTATAHYPERPLASIE
oder
Hic haeret aqua *

Der Mensch, wie jeder Doktor weiß,
Zeigt häufig Zeichen von Verschleiß,
Denn die Organe seines Leibes
(Sowohl des Mannes als des Weibes)
Sind kompliziert und leider meist
In späten Jahren arg vergreist:
Das Dasein können sie vermiesen,
Die Prostata gehört zu diesen.

Für ihre weitverzweigten Drüsen
Muss mancher Mann mit Leiden büßen,
Weil diese zur Entzündung neigen
Und ferner Wachstumsneigung zeigen.
Auf diesem Weg entstehen Knoten
Am Blasenhals und Blasenboden.
Das Hemmnis in der Wasserleitung
Wird selbst zum Thema für die Zeitung,
Speziell zur Sauregurkenzeit
Tritt man den Stoff genüsslich breit
Und propagiert in frohem Ton
Teils Pillen, teils die Kompression
(Man kann heut auch durch Druck von innen
Dem Wasser freie Fahrt gewinnen!),
So dass die vielen, die betroffen,
Auf Linderung und Heilung hoffen. **

Wie dem auch sei: Zum Urologen
Fühlt sich der Kranke hingezogen,
Und jener greift gewöhnlich schnell
a) zum Katheter, b) Skalpell.

---

* Hier bleibt das Wasser stehen (Cicero: Über die Pflichten, III, 33, 117)
** Der Text ist sieben Jahre alt.   Und wieder ist es mal soweit:
  Und Stille herrscht im Blätterwald: Wir haben Sauregurkenzeit!
  Die *Drüsen-Kompressionsmethode*   Bald kreißt der Berg, und was kommt raus?
  Ist augenscheinlich außer Mode!   *Die nächste Sauregurken-Maus!*

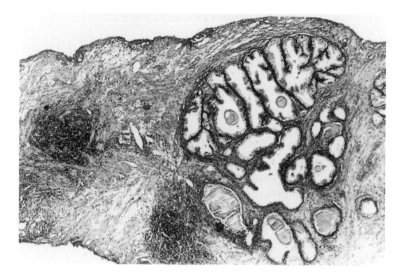

Nodöse Prostatahyperplasie: Knoten aus proliferierten tubulo-alveolären Drüsen, z. T.
mit erweiterter Lichtung und eingedicktem Schleim mit Umwandlung in Corpora amy-
lacea. Chronische unspezifische Prostatitis mit (im Bild schwarzen) Lymphozyteninfiltraten. H.E.

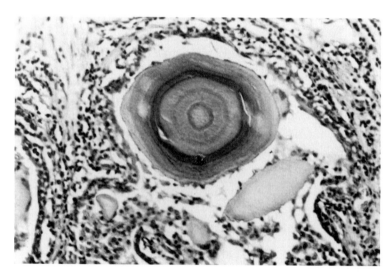

Erweiterte Drüse mit Corpus amylaceum und chronischer unspezifischer Umgebungs-
entzündung. H.E.

Gleich einem Wunder folgt die Wende
Hinweg von der „Altherrenspende"
Zum altgewohnten Wasserstrahl
So schön wie anno dazumal.

Der Urologe schickt die Späne
(Kaum nötig, dass ich dies erwähne)
In das Labor des Pathologen:
Dort werden sie zuerst gewogen,
Sodann in Alkohol entfettet,
In heißes Paraffin gebettet,
Am Mikrotom zerlegt in Scheiben,
Gefärbt, und dass sie haltbar bleiben,
Mit einem Deckglas eingedeckt,
Danach am Mikroskop gecheckt:

Dort kann man alle Dinge sehen,
Die in den schlauen Büchern stehen:
Es werden einem Drüsenknoten
Und Körperchen aus Kalk geboten,
Die liegen in der Drüsenlichtung
Und zeigen eine hübsche Schichtung:
Der retinierte dicke Schleim
Ist für den Stein der rechte Keim,
Er nimmt noch Kalziumsalze auf,
So nimmt das Schicksal seinen Lauf!
Oft sind auch Knoten festzustellen
Aus Fibrozyten, Muskelzellen,
Denn auch das Drüsenmesenchym
Vermehrt sich manchmal ungestüm.
Nicht selten prägt den Ort der Tat
Am Ende noch ein Infiltrat
Aus allerlei Entzündungszellen,
Die heimlich sich hinzugesellen.

✳

Die Prostata, so zeigt sich leider,
Stimmt nur im frühen Alter heiter,
Danach wird das Vergnügen kärger,
Und später macht sie nichts als Ärger!
Die Ektomie beweist es schlüssig:
Sie ist im Grunde überflüssig
Und zwar ein Werk von Gottes Gnaden,
Doch konstruktiv vorbeigeraten!

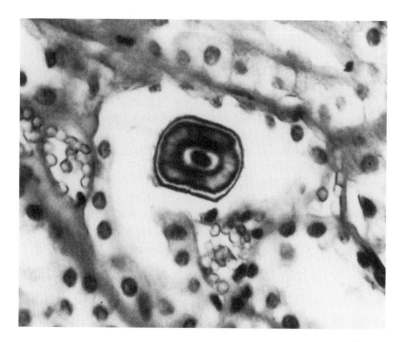

Tonnenförmiger, konzentrisch geschichteter Mikrolith mit angedeutet radiärer Innenstruktur an der Aufzweigung eines proximalen Sammelrohrabschnittes (wahrscheinlich gemischter Kalziumoxalat-Phosphat-Mikrolith). H.E. Präparat Prof. Schubert/Wuppertal

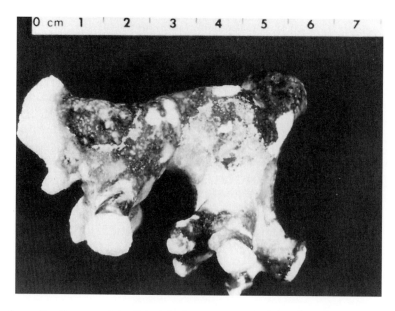

Hirschgeweihartig verzweigter Nierenbeckenausgussstein (Phosphat-Oxalat-Stein). Präparat Prof. Schubert/Wuppertal

UROLITHIASIS
oder
*Seufzer sprengen keine Steine** *

Für die Nierenstein-Genese
Gibt es diese Hypothese:

Von renalen Mikrolithen
Führt der Weg in kleinen Schritten
Langsam, aber konsequent,
Hin zum großen Konkrement.
Hin und wieder liegen sie
Primär in den Tubuli,
Hin und wieder auch primär
Erst mal extratubulär,
Doch auch diese Konkremente
Treten schließlich durch die Wände,
Und, vergleichbar kleinen Krumen,
Liegen sie danach im Lumen.
Sie bestehen anfangs ganz
Aus organischer Substanz,
Doch mit Kalzium und Phosphaten
Wird die Matrix dann beladen,
Auch Urate und Zystin,
Oxalate und Xanthin
Können in bestimmten Steinen
Mal im Übermaß erscheinen.
Füllt der Stein dann wie ein Ei
Oder wie ein Hirschgeweih
Kelchsystem und Nierenbecken,
Bleibt er notgedrungen stecken,
Denn die Lichtung des Ureter
Misst nur ein paar Millimeter!

Weil der Stein die Schleimhaut reizt
Und das Nierenbecken spreizt,

---

* Sprichwort

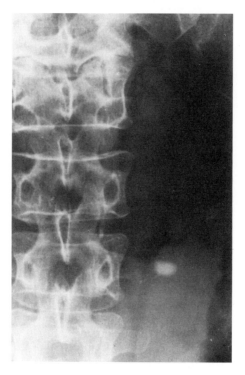

Röntgenaufnahme eines in den linken Ureter eingeklemmten Konkrementes (Urolog. Klinik der HSK Wiesbaden, Prof. Dr. Köllermann)

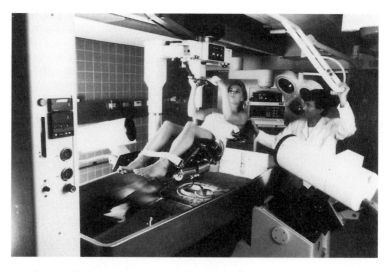

Der erste Nierensteinzertrümmerer (Dornier Lithotripter HM 3), die „Badewanne". Die heutige Generation der Lithotripter kommt ohne Wasser aus (Werksfoto Dornier Medizintechnik GmbH, München)

Kann er zur Entzündung führen
Vom Katarrh bis zu Geschwüren.
Durch die Tubuli der Nieren
Können Keime aszendieren,
Und in solchen Nierenrinden
Lassen sich Abszesse finden:
Holland ist in höchster Not,
Weil die Urosepsis droht!

Nur die kleineren Vertreter
Gleiten ab in den Ureter:
Unterhalb der Lichtungsmaße
Rutschen sie bis in die Blase,
Doch bei größerem Format
Wird die Sache delikat:
Der Ureter, sonst elastisch,
Wird mit einem Male spastisch,
Und er klemmt den Nierenstein
In die enge Lichtung ein.
So entsteht der Kolikschmerz,
Wahrlich alles, nur kein Scherz!

Gut, wer sich beizeiten kümmert!
Heute wird der Stein zertrümmert:
Nicht mit Zangen aus Metall,
Nein, mit schlichtem Ultraschall
Haut man in der Badewanne
Nierensteine in die Pfanne!*
Die Zertrümmerungsmaschinen
Kosten Berge von Zechinen,
Und bei leeren Steuerkassen
Seh ich Ulla Schmidt** erblassen,
Fragt sie sich doch sorgenvoll,
Wer das noch bezahlen soll!

---

 * s. Legende zur unteren Abbildung auf S. 190
** Das Gedicht entstand 1987. Im Text stand Bundesminister *Norbert Blüm (CDU)*; er
   hatte aber – worauf ich in einer Fußnote hingewiesen habe – bereits einen Nachfol-
   ger: *Hans Seehofer (CSU)*. Inzwischen hat sich die Liste verlängert um die beiden
   Damen *Andrea Fischer (Bündnis 90/Die Grünen)* und *Ulla Schmidt (SPD)*. Ich habe
   momentan nur die Sorge, dass auch der kommende Minister – in 3 Wochen ist
   Bundestagswahl – ins Versmaß passen oder sich wenigstens leicht in dieses einfü-
   gen lassen wird
   Anm. bei der Korrektur: Es bleibt bei *Ulla Schmidt.*

Damit, sage ich hier kritisch,
Wird der Nierenstein politisch:
Dem Patient in seiner Qual
Ist, *wer* zahlt, total egal!
Auch die *Höhe* der Gebühren
Wird ihn keineswegs berühren.
Er will eines nur allein:
Fort mit seinem Nierenstein!

Und da muss man halt bezahlen –
Auch in Hinblick auf die Wahlen!

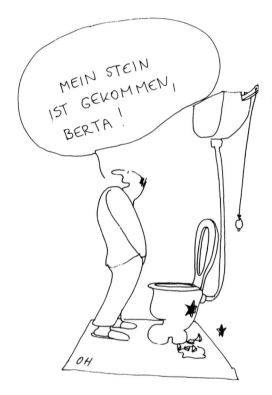

Karikatur von Oswald Huber aus „Pillenfieber". Die Medizin in der Karikatur".
Rosenheimer Verlagshaus

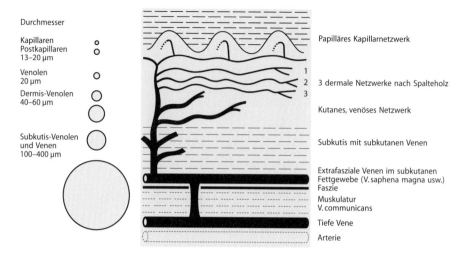

Der venöse Blutabfluss aus der Haut in die tiefen Venen (aus Leu HJ: Histopathologie der peripheren Venenerkrankungen. Huber, Bern Stuttgart Wien, 1971, S. 26)

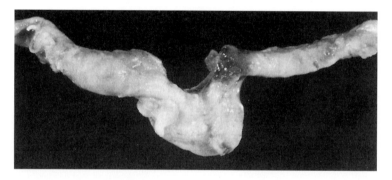

Varixknoten vom Unterschenkel

VARIZEN
oder
Im schönsten Apfel sitzt der Wurm *

Varizen sind ein schlimmer Schaden
Für wohlgeformte Damenwaden:
Wer die Bescherung sich beschaut,
Kriegt manchmal eine Gänsehaut:
Nicht Nylons sind jetzt mehr der Trumpf,
Vielmehr der derbe Gummistrumpf,
Und jedes echte Männerherz
Erfüllt ein solches Bild mit Schmerz!

Doch auch die jugendliche Pose
Von ält'ren Herrn in kurzer Hose
Verliert beträchtlich an Effekt,
Wenn man Varizen dort entdeckt!

Das Übel resultiert aus schlappen
Insuffizienten Venenklappen,
Denn diese sind dafür gebaut,
Dass sich das Venenblut nicht staut.
Wenn dieser Apparat erschlafft,
Dann ist der Rückstrom mangelhaft,
Die Venen werden mit der Zeit
Infolgedessen viel zu weit,
Und sie beginnen sich zu schlängeln,
Zu *Konvoluten* gar zu drängeln.

Wie man im Mikroskop erblickt,
Sind auch die Wände stark verdickt,
Es bilden sich die *Varixknoten*,
Und große Vorsicht ist geboten:
Nicht selten kommt es zur *Thrombose*,
Und sitzt der Thrombus ziemlich lose,
So trägt das Blut ihn manchmal fort
Von hier zu einem andern Ort
(Man spricht dabei von „*Embolie*",
Und jeder Doktor fürchtet sie!).

---

* Sprichwort

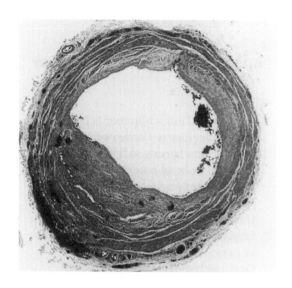

Querschnitt durch einen Varixknoten des Unterschenkels. H.E.

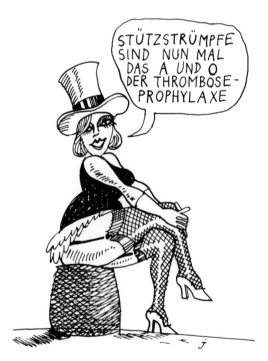

Aus: „Pillenfieber. Die Medizin in der Karikatur". Rosenheimer Verlagshaus, 2. Auflage 1985, Karikatur von Jan Tomaschoff (Solingen)

Der Pfropf gelangt ins rechte Herz,
Von wo das Blut ihn lungenwärts
In Richtung Pulmonalis treibt,
In der er schließlich steckenbleibt.
Geschieht dies weiter peripher,
So sind die Folgen nicht so schwer,
Doch steckt der Embolus zentral,
Ist der Verlauf dann oft fatal.

Die *Haut des Beines* ist verfärbt,
Livide, dünn und wie gegerbt,
Und in dergleichen Hautgefilden
Kann sich ein *Ulcus cruris* bilden.
Der Ulkusgrund ist meistens schmierig
Und die Behandlung längerwierig.
In ganz besonders schweren Fällen
Ist nichts mit Salben zu bestellen.
Und auch die Waffe „*Gummistrumpf*"
Erweist sich leider oft als stumpf.
Dann helfen hier zum guten Ende
Nur goldene Chirurgenhände!

Man kann es drehen oder wenden:
Varizen sind für den Patienten
Kosmetisch störend, eine Qual,
Nicht ungefährlich allemal.
Drum soll die Venen man trainieren
Mit *Sport, Gymnastik und Massieren*:
Wer sich an diese Regel hält,
Spart Ärger und am Ende Geld!

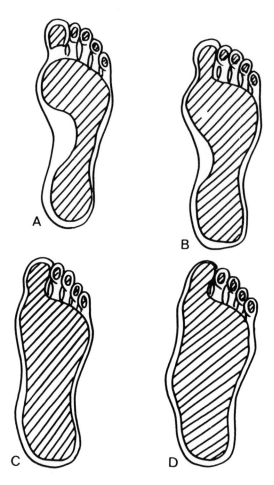

Fußabdrücke bei gesundem Fuß (A) und bei Pes planovalgus 1. Grades (B), 2. Grades (C) und 3. Grades (D). Aus: Regnauld B: The Foot. Springer, Berlin Heidelberg New York Tokyo, 1986

PES PLANUS
oder
Beati possedentes *

Hat der Mensch ein Fußgewölbe,
Flach wie Hamburg an der Elbe,
Sagt man, dass er einen Platt-
Respektive Senkfuß hat.
Dieser stellt sich sonnenklar
Auf der Abdruckfolie dar:

Ist das Fußskelett normal,
Ist der Abdruck außen schmal,
Nur die Ballen der 5 Zehen
Und der Ferse sind zu sehen,
Doch ein Abdruck wird vermisst,
Wo das Fußgewölbe ist,
Jenes nämlich wölbt sich hier
Über dem Kopier-Papier!

Andrerseits: Bei plattem Fuß
Gleicht der Abdruck dem des Schuhs,
Denn man sieht in voller Breite
Ihn auch auf der Innenseite,
Und so wird der Elefant
Uns beim Abdruck artverwandt.

Für das platte Fußgewölbe
Ist die Causa stets dieselbe:
Leider fehlt den Muskelzügen,
Die den Fuß zusammenfügen,
Sozusagen Saft und Kraft,
Sie sind mächtig abgeschlafft!
Mit besagter Muskelschwäche
Zahlt der Plattfuß-Mensch die Zeche,
Dass die Ahnen sich vor Welten
Auf die Hinterbeine stellten.

---

* Glücklich die Besitzenden. Horaz: Oden 4, 9, 45

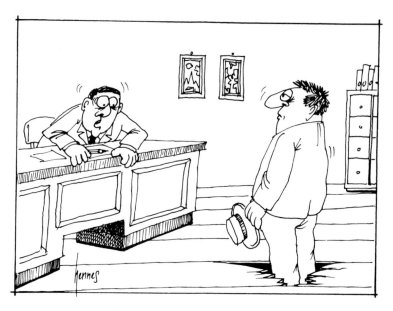

„Und seit wann haben Sie die Senkfüße schon?" Karikatur von Hans Biedermann aus „Medizynische Heulkunde", Jungjohann, Neckarsulm-München, 1988

Das Gewicht auf seinen Füßen
Lässt ihn bitter dafür büßen,
Macht das Fußgewölbe schwach,
Und allmählich wird es flach.

Die Tendenz ist angeboren,
Doch auch andere Faktoren
Sind beim Plattfuß mit im Spiel:
Erstens: Wiegt der Mensch zuviel,
Ist der Fuß an diese Last
Nicht genügend angepasst.
Zweitens: Hartes Straßenpflaster
Unterstützt noch das Desaster –
Oben lastet manches Pfund,
Unten drückt der Untergrund.

Beide kriegen im Verein
Jedes Fußgewölbe klein!

Statt Gewölbe nunmehr Senke:
Es versteifen die Gelenke,
Bald schon folgt die Diagnose
„Senk- und Spreizfuß mit Arthrose",
Schließlich stellt sich obendrein
Noch ein Hallux valgus ein.

Nutzen aus dergleichen Schäden
Ziehen nur die Orthopäden,
Und dann wird der Krankheitsfall
Von der Uhl zur Nachtigall.

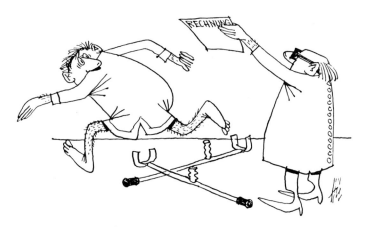

„Orthopäde". Karikatur von Ernst Hürlimann aus „Pillenfieber. Die Medizin in der
Karikatur", Rosenheimer Verlagshaus, 2. Auflage 1985

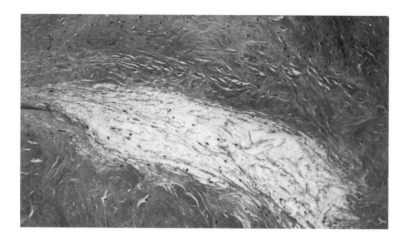

Ganglionäre Degeneration des Meniskusgewebes bei Meniskopathie

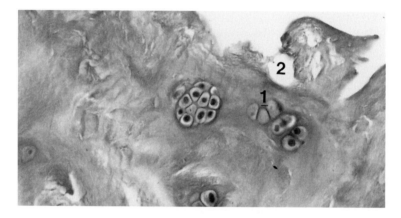

Pseudoknorpelzellen mit Brutkapselbildung und Zellnekrosen (1) in der Umgebung eines älteren Meniskusrisses (2)

MENISKOPATHIE*
oder:
*Gekeilt in drangvoll fürchterliche Enge***

Das Knie enthält ein Polsterkissen,
Das harte Stöße absorbiert –
Doch ist es manches Mal zerschlissen
Und auch durchsetzt von tiefen Rissen,
Wenn man es ständig malträtiert.

Ätiologie, Pathogenese

Im Laufe langer Lebensjahre
Wird es gequetscht, gezerrt, verdreht –
Da sträuben einem sich die Haare!
Es grenzt schon fast ans Wunderbare,
Was es an Traumen übersteht!

Doch bleibt es nicht ganz ungeschoren
Von dem jahrzehntelangen Stress:
Die Schönheit, die ihm angeboren,
Geht peu-à-peu dabei verloren,
Ein unerfreulicher Prozess!

Man spricht dann vom *Meniskusleiden****
Und findet im Gewebebild
Ein Unmaß an Besonderheiten
Die das Normalbild überschreiten,
Das für das Lebensalter gilt.

---

* Hernn Professor Dr. K.-M. Müller und Herrn Dr. Wiethege (Bochum) danke ich
  für Literaturhinweise und für die Überlassung mehrerer Aufnahmen
** Schiller: Wallenstein's Tod 4,10 (Hauptmann)
*** Wörtliche Übersetzung von „*Meniskopathie*"

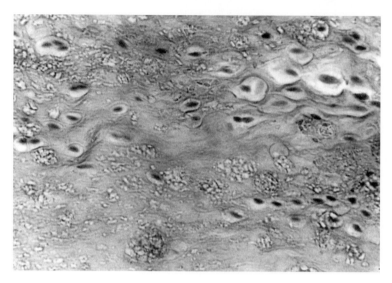

Chondrokalzinose mit massiven scholligen kristallinen Kalziumpyrophosphat-Ablagerungen. Unterschiedlich große, proliferierende Pseudoknorpelzellen (Sammlung Prof. Dr. K.-M. Müller, Bochum)

Morphologie *

An Interstitium, Fasern, Zellen
Zieht man im Mikroskop Bilanz:
Die Kerne schwinden, Fasern quellen
Fett ist in ihnen festzustellen,
Schleim in der Zwischenzellsubstanz.

Im Lauf von Wochen und von Jahren
Wird dann der Schaden repariert:
Denn *Pseudoknorpelzellen* ** scharen
Zu Strängen sich und auch zu Paaren,
Oft *gruppenförmig* arrangiert. ***

---

* Müller K-M (1988) Pathologisch-anatomischer Befund. In: Hierholzer G, Ludolph E, Harnacher E (Hrsg) Gutachtenkolloquium 3. Thoraxverletzungen, Verletzungen der Brustorgane, Milzverletzungen, Milzverlust. Meniskusverletzungen. Berufskrankheiten Nr. 2102: Berlin, Springer, S. 113–124
Müller K-M unter Mitarb. v. Fisseler-Eckhoff A (2001) Meniskuserkrankungen unter Berücksichtigung versicherungsmedizinischer Aspekte. Nr. 63 IAP, Deutsche Sektion, Bonn
** Umgewandelte *Meniskozyten*
*** So genannte „Brutkapseln"

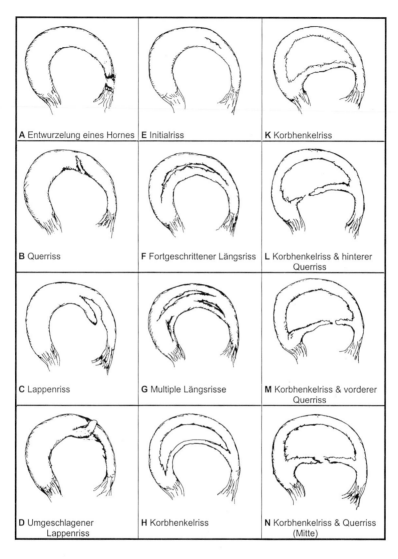

A Entwurzelung eines Hornes	**E** Initialriss	**K** Korbhenkelriss
B Querriss	**F** Fortgeschrittener Längsriss	**L** Korbhenkelriss & hinterer Querriss
C Lappenriss	**G** Multiple Längsrisse	**M** Korbhenkelriss & vorderer Querriss
D Umgeschlagener Lappenriss	**H** Korbhenkelriss	**N** Korbhenkelriss & Querriss (Mitte)

Makroskopische Befunde verschiedener Rissformen (aus: Müller K-M, Fisseler-Eckhoff A: Meniskuserkrankungen. Dtsch Sekt IAP, Nr. 63, 2001)

205

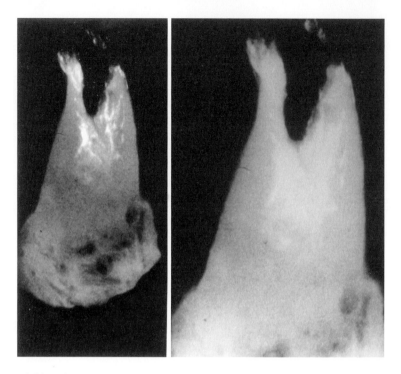

Röntgenbild und Operationspräparat eines Meniskus mit keilförmigem Einriss und ausgeprägter, wahrscheinlich sekundärer Chondrokalzinose (Sammlung Prof. Dr. K.-M. Müller, Bochum)

Aus diesen Pseudoknorpelzellen
Wird Kalk nach außen sezerniert
Und findet sich in manchen Fällen
Als doppeltbrechend graue Stellen
In der Umgebung deponiert.

Man nennt dies „Chondrokalzinose"
(In diesem Falle *sekundär*
Und letztlich Nebendiagnose),
Doch gibt es sie bei *Gonarthrose*
Ganz offensichtlich auch *primär*.

Meniskusrisse

Wenn ein traumatisches Geschehen
Massiv auf den Meniskus trifft,
Dann kann daraus ein Riss entstehen,
Und man kann viele Formen sehen
Mit jeweils andrer Überschrift:

Da gibt es *Quer-, Längs-, Lappenrisse,*
Von initial bis progredient,
Auch *Lappen-* sowie *Henkelrisse** –
Sie alle echte Ärgernisse,
Mal passager, mal permanent.

Man kennt auch *Haifischmaul-Rupturen*
Den *Papageienschnabel-Riss,*
Und manche anderen Strukturen
Z. B. *„Entwurzelungs-Rupturen"*
Und ihr Verlauf ist ungewiss.

Man kann versuchen abzuschätzen,
Wie lang ein Riss schon existiert:
Am Anfang trifft man *Faserfetzen,*
Gesäumt von *fibrinösen Netzen,*
Und mit *Nekrosen* kombiniert**.

Man sieht dann in den nächsten Phasen
Das Bild der *Regeneration****
Mit wahren *Fibroblasten*-Rasen
Nebst *Kapillaren* und, in Maßen,
Auch *Pseudoknorpelzellen* schon.

Zum Schluss, nach mehr als hundert Tagen
Wenn nichts Gravierendes passiert,
Kann man getrost die Meinung wagen,
Die Schlacht sei mit Erfolg geschlagen
Und die Ruptur *defekt-kuriert.*****

---

  * *„Korbhenkelrisse"*
 ** Phase I (*Nekrosephase*), Dauer ca. 2 Wochen
 *** Phase II (*Regenerationsphase*), Dauer bis ca. 5 Wochen
**** Phase III (*Reparationsphase*), Dauer bis ca. 5 Monate

Wenn Teile sich im Knie verklemmen,
Ist Drückebergerei passé,
Denn wenn sie die Bewegung hemmen,
Dann rennen selbst die größten Memmen
Zum Knie-Chirurgen zwecks OP!

Mikroskopische Begutachtung – einst und jetzt

Statt *arthroskopischer Fragmente*
Gab's den Meniskus einst *am Stück!*
Die Orientierung ging behende,
Der Zuschnitt leicht und rasch zu Ende,
Wer denkt nicht gern daran zurück?

Heut muss man sich mit dem befassen,
Womit uns der Chirurg „be-stückt"!
Wenn Teile nicht zusammenpassen,
Sich nicht zusammenfügen lassen
Liegt's nicht an uns, wenn es missglückt.

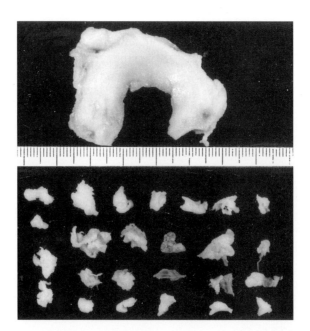

Operationspräparat eines durch *Arthrotomie* gewonnenen Meniskus im Vergleich zu 25 sehr variabel gestalteten *arthroskopisch* gewonnenen Meniskuspartikeln (Sammlung Prof. Dr. K.-M. Müller, Bochum)

Sie *topographisch* zu sortieren,
Ist ein verflixtes Puzzlespiel!
Auch wenn wir hin- und herjonglieren,
Ist nur frustriert zu konstatieren:
All das Geschiebe bringt nicht viel!

Dann fällt für manche der Patienten
Ein *fachgerechtes Urteil* schwer:
Kann, darf, ja muss man sie berenten?
Mit welchen guten Argumenten?
So leicht wie früher geht's nicht mehr!

Für die *komplette Diagnose*
Ist dann der *Kliniker* gefragt!
Denn ohne diese *Symbiose*
Geht alle Mühe in die Hose,
Mit der man nach der Wahrheit jagt!

Ist man dereinst zur Tat geschritten
Und hat das Knie *arthrotomiert*
So war es völlig unumstritten,
Dass man mit flotten Messerschnitten
Den Knie-Meniskus *reseziert*.

Deswegen ist hier zu erwähnen:
Die große Radikal-OP
Bescherte Fußball-Kapitänen
In manchen Fällen heiße Tränen,
Denn es hieß: Fußballplatz – ade!

Oft ging bei der OP verloren,
Was noch gesund und nützlich war.
Noch war sie halt nicht ausgegoren!
Die Rente drohte vor den Toren,
Der Arbeitsplatz kam in Gefahr.
Drum wollen wir uns nicht beklagen,
Wenn man mit Bröckeln uns traktiert:
Auch wenn wir uns dann ziemlich plagen,
Ist dies kein Grund für Missbehagen,
Solang der Kranke profitiert!

Arbeitsmedizinische Aspekte

Den Rentenantrag kann man stellen
Nach BKV 2-1-0-2*,
Gesetzt, man zählt zu jenen Fällen,
Abseits von allen Bagatellen,
Mit kniebetonter Plackerei.

Hierhin gehören viele Männer,
Vor allem, wenn's um *Fußball* geht –
Meniskusrisse sind der Renner
Und manches Mal ein Dauerbrenner,
Der durch die Sportgazetten weht.

Einst war dem *Bergmann unter Tage*
Nur eine Rente zugedacht.
Doch heute ist es keine Frage:
Meniskusleiden sind als Plage
Auch noch bei ander'n ausgemacht.

Das *Ofenmauern* und *Rangieren*
Auch das *Verlegen von Parkett***
Kann gleiche Schäden induzieren
Wie sie beim Bergmann resultieren –
Für die Berentung das Billett!

Kostenaspekte

Wo man sich früher noch für Wochen
Nach der OP ins Bett gelegt,
Kommt man heut schleunigst rausgekrochen:
Denn arthroskopisch angestochen,
Wird das Gelenk nur ausgefegt.

Das ambulante Operieren
Ist heute als Verfahren „in".
Der *Fußballclub* kann jubilieren,
Er braucht nicht mehr zu lamentieren,
Statt Krankengeld macht er Gewinn.

---

* Nummer 2102 der Änderungsverordnung zur 7. Berufskrankheitsverordnung vom 1. April 1988 („Chronische Meniskusschäden durch mehrjährige, andauernde oder häufig wiederkehrende, die Kniegelenke überdurchschnittlich belastende Tätigkeiten")
** Auch Fliesenleger („Fliesen- oder Parkettleger")

Wie steht es mit den *Krankenkassen?*
Den Fortschritt in der Medizin,
Den dürfen niemals sie verpassen,
Auch nicht den Großen überlassen,
Denn auch die Kleinen brauchen ihn!

Sie müssen für den Fortschritt zahlen,
Auch wenn er teure Blüten treibt!
Die Schraube dreht sich in Spiralen,
Es ist nicht schwer sich auszumalen:
Was ist, wenn sie mal hängenbleibt?

Fazit

Den Grund für wahre Freudenfeuer
Stellt daher der Meniskus dar!
Der Fortschritt macht ihn nämlich heuer
Nur einen Bruchteil noch so teuer
Wie er vor zwanzig Jahren war!*

---

* Trotz eingehender Bemühungen bei verschiedenen Kostenträgern im Gesundheits-wesen war es nicht möglich, konkrete Vergleichszahlen für die Zeit vor 1980 und heute zu erhalten. Es wurden daher nur die ungefähren Kosten für einen angenom-menen zweitägigen Klinikaufenthalt bei *arthroskopischer Meniskusresektion* (bei rein ambulantem Eingriff verringern sich diese Kosten weiter) den ungefähren Klinik-kosten der *Meniskektomie durch Arthrotomie* sowie die ungefähren volkswirtschaft-lichen Schäden durch den Arbeitsausfall bei beiden Eingriffen einander gegenüber-gestellt. Unberücksichtigt sind die Kosten der Invalidität nach Arthrotomie (Beren-tung) und der umfangreicheren Reha-Maßnahmen nach dieser Operation; beide Kostenfaktoren würden die Kostenschere noch weiter auseinander klaffen lassen. Das Ergebnis vor 1980 wurde wegen der bis heute eingetretenen Geldentwertung auf heutige Kosten umgerechnet. – Bei nur 14 Krankenhaustagen und insgesamt nur 42 Tagen Arbeitsausfall durch die *Arthrotomie* und 2 Krankenhaustagen sowie 14 Tagen Arbeitsausfall durch die *Arthroskopie* ergäben sich *heute* für die *Arthrotomie* unge-fähr $14 \times 300 = 4200$ EUR (Klinik) und $42 \times 88 = 3696$ EUR (volkswirtschaftlicher Schaden durch Arbeitsausfall), zusammen 7896 EUR Gesamtkosten, für die *Arthro-skopie* $2 \times 300 = 600$ EUR (Klinikkosten) sowie $14 \times 88 = 1232$ EUR (Arbeitsausfall), zusammen also 1832 EUR. Selbst bei dieser groben Überschlagsrechnung, die für die *Arthrotomie* erhebliche Zusatzkosten (z. B. durch Reha-Maßnahmen und längere Dauer der Arbeitsunfähigkeit sowie für Invalidität) unberücksichtigt lässt, errechnen sich die *Kosten der heute praktizierten arthroskopischen Meniskusresektion mit nur etwa 23 Prozent derjenigen der früheren Meniskektomie durch Arthrotomie*

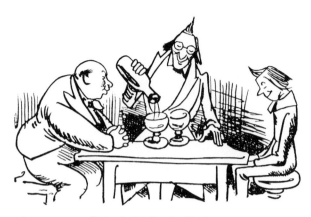

Rotwein ist für alte Knaben
Eine von den besten Gaben

Rektor Debisch auf gefährlichem Pfad: Dem übergewichtigen Freund Tobias Rotwein als etwas besonders Gutes anzupreisen, kann ins Auge gehen! (aus: Wilhelm Busch: Abenteuer eines Junggesellen)

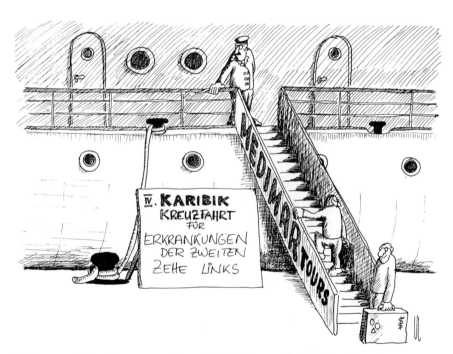

Cartoon von Volker Lange aus „Kongräßlich" (Darmstadt, Steinkopff 2001)
Ob auch das Thema „Gicht" auf der Tagesordnung steht?

GICHT
oder
Einen Tusch für Dr. Busch

Prolog

Rotwein ist für alte Knaben
Eine von den besten Gaben
Hat uns Wilhelm Busch belehrt:
Doch bei manchen Kameraden
Stiftet *Rotspon* eher Schaden
(Wie auch *Bier*!) und ist verkehrt.

Lassen wir uns nicht verwirren
Und von Buschs Zitat beirren,
Denn dort geht es nur um *Wein*!
Alles and're als verschwommen
Hat er auch aufs Korn genommen
Das Kapitel „*Zipperlein*"!*

Ätiologie, Pathogenese

Erstens bilden sich Purine
Auf der *endogenen* Schiene,
Aus dem Körperzell-Zerfall,
Er gehört zu unsrem Leben
In Organen und Geweben
Unentwegt und überall.

Zweitens In der *Gicht-Genese*
Ist auch die *Purin-Synthese*
Ein entscheidender Prozess.
Ist den elf Syntheseschritten
Das Zusammenspiel entglitten,
Bildet sich zu viel HS**.

---

* Siehe weiter unten
** Harnsäure

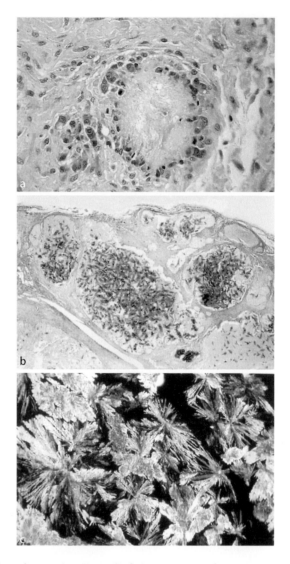

Gichttophus a) nach wässriger Formalinfixierung: Amorphe Massen mit randständiger Begrenzung durch Histiozyten und Riesenzellen; b) nach Fixierung in abs. Alkohol, Übersicht: Erkennbare Kristallstrukturen innerhalb des Tophus; c) Inhalt des Tophus bei polarisationsoptischer Untersuchung: zahlreiche doppeltbrechende Kristalle (Sammlung Prof. Dr. H.K. Müller-Hermelink, Inst. f. Pathologie der Univ. Würzburg)

Ob Zuviel an Synthetase*,
Ob zu wenig Transferase*:
Was auch sonst dahintersteckt:
Mag ruhig seine Menge schwanken:
Das Urat beschert den Kranken
Eine Gicht im Endeffekt.

Die Urate auszuscheiden,
Um den Rückstau zu vermeiden
(Wie es sich normal gehört),
Ist auf dem Niveau der *Nieren,*
Die nicht richtig reagieren,
Drittens ebenfalls gestört.

Ob sie nicht genug filtrieren
Ob vermehrt reabsorbieren –
Hat sich eines doch gezeigt:
Dass auch aus renalen Gründen,
Die in Fehlfunktionen münden,
Das Urat im Serum steigt.

Viertens zeigt uns die Erfahrung,
Die Purin-geprägte Nahrung,
So wie *Pilze, Fleisch, Spinat,*
Reduziere man im Ganzen,
Weil durch die Purinsubstanzen
Stets von dort das Unheil naht
Auch in andren Nahrungsquellen
Leber, Nieren und *Sardellen*
Und im *Kalbs-Bries* allzumal –
Stecken Mengen von Purinen
Die den Säure**-Pool bedienen,
Und die Folgen sind fatal.

---

* *Phosphoribosylpyrophosphat (PRPP)-Synthetase:* Die Aktivitätszunahme ist X-chromosomal gebunden und führt schon vor dem 20. Lj. zu Uratsteinen und Gicht. – *Hypoxanthin-Guanin-Phosphoribosyltransferase (HPRT,* ebenfalls X-chromosomal gebunden): Ein totaler Enzymdefekt führt zum *Lesch-Nyhan-Syndrom* mit Gicht, Uratsteinen sowie neurologischen Symptomen, ein partieller Defekt zum *Kelley-Seegmiller-Syndrom* nur mit Gicht und Nierensteinen

** Harnsäure

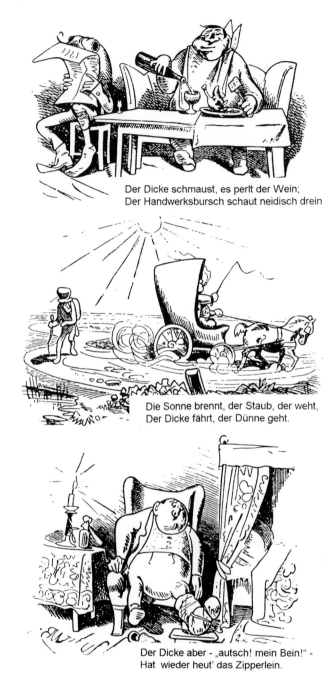

Der Dicke schmaust, es perlt der Wein;
Der Handwerksbursch schaut neidisch drein

Die Sonne brennt, der Staub, der weht,
Der Dicke fährt, der Dünne geht.

Der Dicke aber - „autsch! mein Bein!" -
Hat wieder heut' das Zipperlein.

Lernen von Dr. med. h.c. Wilhem Busch: Übergewicht, Völlerei und mangelnde körperliche Bewegung als Risikofaktoren für die Gicht bzw. für den Gichtanfall (aus: Wilhelm Busch: Der neidische Handwerksbursch')

Diese Folgen kennen alle:
Machen die Uratkristalle
Doch das Zipperlein – die *Gicht!*
Nur: *Warum* sie liegen bleiben,
Kann ich leider nicht beschreiben.
Kurz gesagt: Man weiß es nicht.
Liegt es daran, dass die *Nieren*
Ihre Klärfunktion verlieren,
Wie man einerseits erwägt?
Oder liegt es an den *Genen,*
Dass Urat sich in den Sehnen
Und Gelenken niederschlägt?

Dank der vielen Arzt-Autoren
Kennt man *Risikofaktoren* –
Körperliches Schwergewicht,
Völlerei, Bewegungsmangel,
Und schon hängst Du an der Angel
Einer veritablen Gicht!

Wilhelm Busch hat sie geschildert,
Flott gereimt, gekonnt bebildert,
Und so kommt mir die Idee
Ihn posthum dafür zu ehren
Und den Grad ihm zu bescheren:
Eines *Doctor med. h. c.!*

Klassifikation

Stammen die Uratmizellen
Aus normalen Körperzellen,
Nennt man diese Gicht „*primär*",
Doch wenn sie von außen stammen,
Exogen die Gicht entflammen,
Nennen wir sie „*sekundär*".

„*Sekundär*" sind auch die Typen,
Wo der Zellbestand in Schüben
Untergeht so stark wie nie:
Bei *Nekrosen von Tumoren*
Geht er massenhaft verloren
(Mit und ohne Therapie).

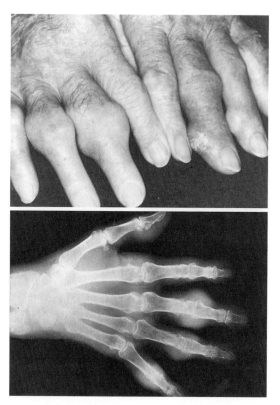

Gicht. *Oben*: Zahlreiche periartikuläre Gichttophi an den Fingern beider Hände. *Unten*: Röntgenaufnahme der rechten Hand (Sammlung Prof. Dr. J. Metz, Dermatologische Klinik der HSK Wiesbaden)

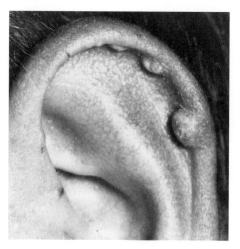

Gicht. Tophi am Knorpelgerüst des Ohres (Sammlung Prof. Dr. J. Metz, Dermatologische Klinik der HSK Wiesbaden)

Klinik

Beiden Formen ist zu eigen,
Dass sie leider dazu neigen
Die *Kristalle aus Urat*
An diversen Körperstellen
Knötchenförmig auszufällen
(*Tophus* heißt das Resultat).

Daran muss man immer denken
Bei Befunden an Gelenken
Und zuviel HS* im Blut**.
Auch in der *Gelenkumgebung*
Zeugen Tophi als Erhebung
Von der hohen Säureflut**.
Allerdings ist zu betonen:
Es gibt massenhaft Personen
Mit zu hohem Serumwert,
Doch es liegt wohl an den Genen,
Dass nur einem von je zehnen
Gicht als Krankheit widerfährt***.

An den *Zehen, Füßen, Händen*
Und speziell in *Bursenwänden*
Kommen *Weichteiltophi* vor –
Das Urat schlägt sich auch nieder
Im Gerüst der *Augenlider*
Und im Knorpelteil vom *Ohr*.

---

* Harnsäure
** Bei einem Serumspiegel über 6,4 mg/100 ml (Mohr 1997; siehe in Remmele W (Hrsg) Pathologie, 2. Aufl., Bd. 5: 400–403, 1997) bzw. 7,0 mg/100 ml (Wortmann RL, Berger M (1995) Gicht und andere Störungen des Purinstoffwechsels. In: Harrisons Innere Medizin, 13. Aufl., Bd. II, S. 2426–2434. Berlin Wien Oxford etc., Blackwell) spricht man von einer *Hyperurikämie*. In Bayern wurde sie bei 2,6% der Frauen und 28,6% der Männer (also bei diesen mehr als 10-mal häufiger) gefunden (Gresser U, Gathof B, 1991, zit. bei Mohr 1997)
*** Warum nur ein Teil der Betroffenen eine manifeste Gicht entwickelt, ist ungeklärt. Sicher spielen genetische Faktoren eine wichtige Rolle. 2‰ aller Männer und 0,4‰ aller Frauen sollen an einer manifesten Gicht leiden. (Literatur zu den Zahlenangaben siehe Mohr W: Gicht. In: Remmele W (Hrsg) Pathologie, 2. Aufl., Bd. 5, S. 400, Berlin Heidelberg New York etc., 1997)

Morphologie

Werden die Gewebeproben
Unters Mikroskop geschoben,
Sieht man die *Kristalle* nur
Nach *korrekter Konservierung*,
Denn bei Formalin-Fixierung
Löst sich die Kristallstruktur.

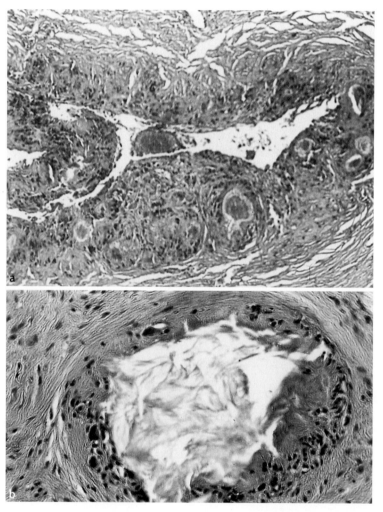

Großer Gichttophus li. Ellenbogen nach wässriger Formalinfixierung: a) Weitgehend leerer Hohlraum (nach Herauslösen der Uratkristalle), gesäumt von Histiozyten und Riesenzellen. In der Wand weitere kleine Granulome. Amorphes Material im Inneren des großen Spaltraumes und kleinerer Granulome in der Wand. b) Histiozytär begrenztes Granulom mit amorphem Material im Zentrum

Richtig ist, sich zu bequemen,
Reinen Alkohol zu nehmen,
Da er die Struktur erhält.
Wasser wird das Bild verderben
(Beim Fixieren *und* beim Färben!)
Und das Resultat missfällt.

Nur *amorphe Matrix-Massen*
Sind danach im Bild zu fassen,
Riesenzellen außen dran –
Was uns bleibt, ist die *Vermutung*
Einer Säure-*Überflutung,
Die man so nicht sichern kann.

Gichtanfall

Unverhofft, aus vielen Gründen,
(*Kälte, Stress, Promille-Sünden*
Werden häufig angeklagt)
Kann der *Tophus* sich *entzünden*
Und in einen *Anfall* münden,
Der den Kranken gräßlich plagt.
In sehr vielen solcher Fälle
Sitzt die schlimme *Schmerzensquelle*
Am *Großzehen-Grundgelenk.*
Was seit je die Ärzte kennen
Und als „*Podagra*" benennen,
(Ihrer Schulzeit eingedenk)**.

Sich an seinen Arzt zu wenden,
Um den Anfall zu beenden,
Ist die beste Strategie,
Denn der Mann im weißen Kittel
Hat dafür die rechten Mittel
Aus dem Reich der Pharmazie.

---

* Harnsäure
** Podagra (grch.): Fußschlinge, Fußgicht

Schlussbetrachtung

Wie ich auch die Sache nehme:
Allen macht die Gicht Probleme:
Erstens leidet der Patient.
Zweitens kann sie Internisten
Und Chirurgen überlisten,
Bis man endlich sie erkennt.
Drittens werden Pathologen
Manches Mal von ihr getrogen,
Kriegt man falsches Material.

Ergo ist die *Prophylaxe*
(Schluss mit Schnaps und Schweinehaxe!)
Therapie der ersten Wahl.

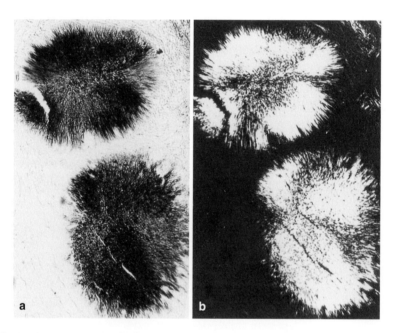

Großer Gichttophus li. Ellenbogen nach Fixierung in abs. Alkohol, *ungefärbtes Präparat.* a) Kristallbüschel aus Natriumurat mit bräunlicher Eigenfärbung. b) Polarisationsoptisch starke Doppelbrechung der Kristalle

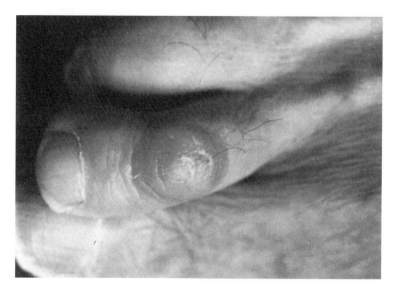

Makroskopisches Bild eines Clavus (Aufnahme: Frau Dr. D. Köllner, Mainz)

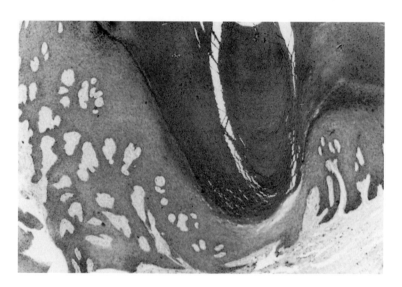

Mikroskopisches Bild eines Clavus. H.E.

CLAVUS (HÜHNERAUGE)
oder
*L'union fait la force**

Drückt der Schuh und tut Dir weh,
Ist's ein Clavus oft am Zeh.
Haut hat vielerlei Gesichter:
Hier nun formt sie einen Trichter,
Und in eben dem Distrikt
Ist das Epithel verdickt.
Aufgebaut aus breitem Horn,
Bildet sich ein breiter Sporn,
Und der Druck auf diese Stelle
Macht sie flugs zur Schmerzensquelle!

Du bezahlst mit barem Zaster
Für ein Hühneraugen-Pflaster.
Nutzt es nicht, so hilft allein
Der Chirurg per Krankenschein,
Und in diesem Krankheitsfalle
Zahlen für den Clavus *alle*!

Die Gemeinschaft, solidarisch,
Zeigt beim Clavus exemplarisch,
Dass kein Mensch verzagen muss –
Durch besagten Schulterschluss
Macht die alte RVO**
Jeden Clavus-Träger froh!

---

* Inschrift des belgischen Leopoldordens, 1832
** Reichs-Versicherungs-Ordnung

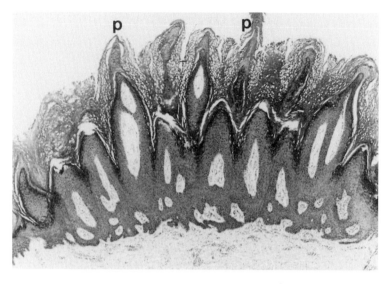

Verruca vulgaris (Hand). P = Parakeratose-Kegel (nur an zwei Stellen markiert). H.E.

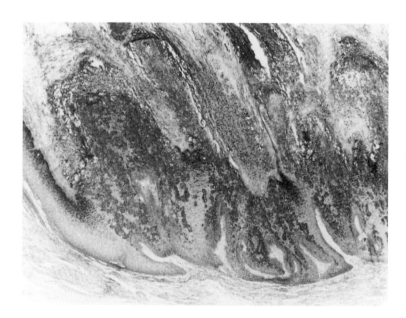

Verruca plantaris (Dornwarze, Fußsohle). Massenhaft Einschlusskörper. H.E.

WARZEN
oder
Keiner kann aus seiner Haut heraus *

Die Kenntnis aller Warzentypen
Muss man schon als Studiosus üben:
Am Anfang steht die Theorie –
Wer sie missachtet, lernt es nie,
Weil er nur diagnostiziert,
Was er beizeiten hat studiert.
Sonst geht dann manche Diagnose
Am Ende leider in die Hose!

Verruca vulgaris
und andere Viruswarzen

Nicht selten trifft man auf Patienten
Mit vielen Warzen an den Händen:
Man findet diese derben Knoten
Doch nicht allein nur an den Pfoten,
Man sieht sie auch an Augenlidern.
An Lippen, Vulva, Mannesgliedern.
Sie stören häufig das Befinden,
Doch können sie spontan verschwinden –
Ja, manche lassen sich bisweilen
Sogar durch Zaubersprüche heilen!
Man nennt sie nicht von ungefähr
„Vulgäre Warzen", denn vulgär
Bedeutet einfach: Sie sind häufig
Und drum dem Laien auch geläufig!

Was wir am Schnitt beschreiben müssen
Sind neben blauen Zelleinschlüssen
(Sie liegen stets besonders dicht
Hoch in der Granulosum-Schicht)

---

* Altes Sprichwort

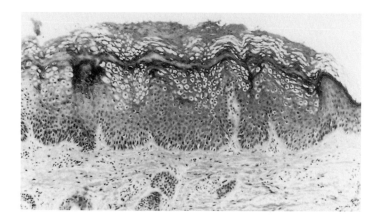

Plane Warze. H.E. (Präparat Prof. Dr. J. Metz, Wiesbaden)

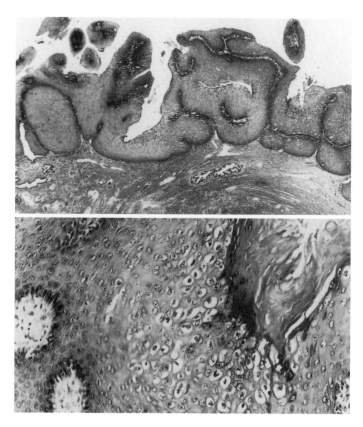

a) Spitze Kondylome (Condylomata acuminata, Portio uteri). H.E.
b) Spitzes Kondylom (Vulva). Ausschnitt mit Koilozyten. H.E.

Auch eine starke Akanthose
Nebst einer Hyperkeratose.
Zum Bild gehören in der Regel
Auch „Parakeratose-Kegel",
Die auf den höchsten Faltenspitzen
Wie Hauben auf der Warze sitzen.

Plantare Warzen sind hingegen
Fast ganz zur Tiefe hin gelegen:
Ihr Wachstum richtet sich nach unten
(Dies Bild wird nur plantar gefunden).
Die Einschlusskörper sind sehr groß,
Weil sich die Viren schrankenlos
Im Epithel der Haut vermehren,
Wie uns die Elmi-Bilder lehren:
Dort nämlich lassen sich die Viren
Als hübsches Muster demonstrieren!

Die *planen Warzen* sind meist klein,
Sie stellen sich bei Kindern ein
Und manchmal auch bei jungen Frauen.
Wenn wir das Präparat beschauen,
So ist das Epithel verdickt,
Mit breiter Lage Horn beschickt,
Die Faltung ist gewöhnlich flach,
Die Parakeratose schwach.
Den planen Warzen fehlen ferner
Die großen hyalinen Körner
Im ob'ren Stratum granulosum:
Hier trifft's stattdessen das spinosum,
Denn in der Schicht der Stachelzellen
Sind Vakuolen festzustellen.

Die Gynäko- und Proktologen
Sind in das Thema einbezogen
Vermittels *spitzer Kondylome:*
Auch dies sind Virus-Papillome.

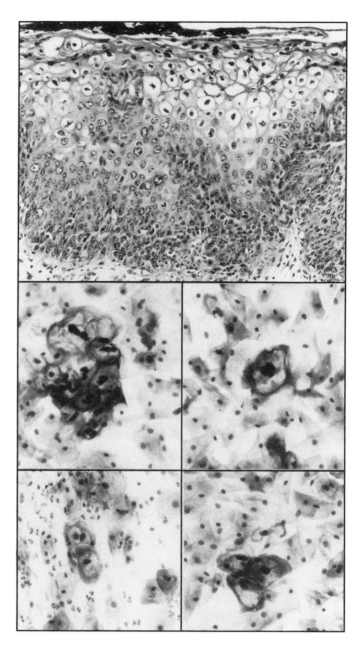

a) Flaches Kondylom der Portio uteri mit mäßiger Epitheldysplasie.
b) Zytologisches Abstrichpräparat mit Koilozyten (perinukleäre Aufhellung).
a) H.E.
b) Papanicolaou

Man sieht die Kondylome mal
In großer, mal in kleiner Zahl
Im Ano-Genitalbereich –
Bei jungen Frauen ist zugleich
Oft auch die Cervix uteri
Mit von der leidigen Partie,
Doch sind bei zervikalem Sitz
Die Kondylome flach statt spitz
(Drum spricht der Patho-Anatom
Von einem „*flachen Kondylom*").
Das Kondylom pflegt sich mit hellen
Und großen Zellen darzustellen.
Die Kerne sind recht variabel:
„Koilozyt" ist die Vokabel,
Die man zu allem Überdruss
Für diese Zellen lernen muss!

Das Kondylom der *spitzen* Art
Bleibt von Entartung stets bewahrt,
Doch bei den *flachen* Varianten
Ist die Gefahr durchaus vorhanden:
Am Anfang steht die Dysplasie,
Das Schicksal führt danach Regie,
a) ob sie ohne Folgen heilt,
b) ob sie stationär verweilt
Und c) ob sich das Kondylom
Entwickelt bis zum Karzinom.
Um diesen Leiden vorzubauen
Empfiehlt man allen jungen Frauen
(Dies tun auch alle Krankenkassen),
Dass sie sich untersuchen lassen!
Die Portio, wenig sonst beachtet,
Wird dann im Kolposkop betrachtet.
Dann nimmt man einen Abstrich ab
Und untersucht daran den „Pap" *:

---

* Einteilung der zytologischen Befunde nach George N. Papanicolaou (1883–1962),
dem Entdecker und Pionier der gynäkologischen Zytodiagnostik

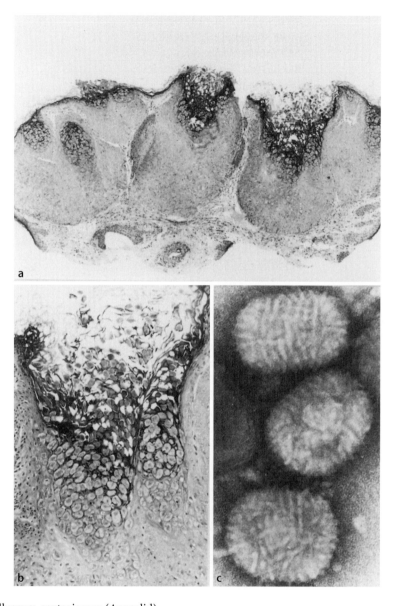

Molluscum contagiosum (Augenlid).
a) Übersicht, H.E. b) Stärkere Vergrößerung, H.E.
c) Elektronenmikroskopische Aufnahme der Quaderviren
(Prof. Dr. H. H. Wolff, Lübeck), 120 000×

Pap I ist völlig einwandfrei,
Nichts Nennenswertes hat *Pap II*,
Pap III: Da wird es langsam warm,
Bei *IV* und *V* schreit man Alarm,
Man macht dann eine Biopsie,
Und sie bestimmt die Therapie.

Schuld an der ganzen Warzenschau
Sind *Viren, Gruppe HPV.*
Man kann diverse Virussorten
Im Inneren der Warzen orten:
Die Hände haben im Visier
Die Typen Nr. 2 und 4.
Die Viren vom Typ 1 erregen
Die Warzen, die plantar gelegen
(Bisweilen ist auch der Typ 2
Bei diesen Warzen mit dabei).
Daneben gibt's bovine Viren,
Die Metzgerhände infizieren,
Und als Erreger ist beschrieben
In diesem Falle der Typ 7.
Bei planen Warzen kann man sehn
Die Typen Nr. 3 und 10.
Das Kondylom entsteht beim Sex,
Es trägt zu Recht die Nummer 6,
Doch trifft man hierbei dann und wann
Auch Nr. 11 und 16 an.
Typ 16 und Typ 18 stellen
Den Kreis der ärgsten Spießgesellen:
Sie steuern die Entwicklung fehl
Im Portio-Zervix-Epithel,
Und so entsteht, wie durch Magie,
Die zervikale Dysplasie!

Es gibt, als weiteres Kuriosum,
Noch das *Molluscum contagiosum*:

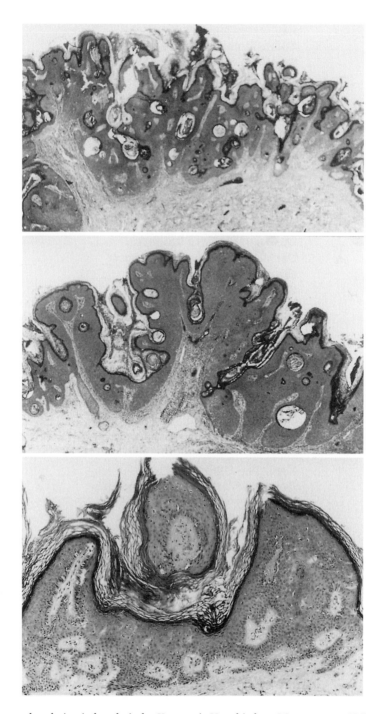

Verruca seborrhoica (seborrhoische Keratose). Verschiedene Warzentypen. H.E.

Die Herde zeigen runde Dellen:
Dort haust das Virus in den Zellen!
Der Schnitt zeigt lobulären Bau,
Die Zellen sind erst rot, dann blau*
Und vollgestopft mit all den Viren,
Die in den Zellen residieren.
Das Quadervirus zählt indes
Zur Virusgruppe DNS,
Und mit dem HPV-Verein
Hat es beileibe nichts gemein.

Verruca seborrhoica

Sehr häufig ist die Diagnose
Der *seborrhoischen Keratose*.
Ihr Studium leg ich Ihnen nah!
Verruca seborrhoica
Kann man als ein Chamäleon schildern,
Sie zeigt sich unter vielen Bildern:
Mal ist sie glatt und rund gestaltet,
Mal ist sie papillär gefaltet
Mal ist sie gelb, mal schwarz, mal braun,
Kurzum: verschieden anzuschaun!

Wenn man sich die verdickte Haut
Als Schnitt im Mikroskop beschaut,
Dann sieht man: Diese Warzenform
Kennt keine 08/15-Norm!
Die Zellen, die man in ihr sieht,
Sind größtenteils basaloid,
Doch können sich auch Stachelzellen
In großer Zahl hinzugesellen.
Die Hornschicht, die die Warze trägt,
Ist unterschiedlich ausgeprägt,
Und ist die Warze „aktiviert"
(Das heißt: entzündlich irritiert),
So wird sie dazu angespornt,
Dass sie besonders stark verhornt.

---

* Im H.E. Präparat

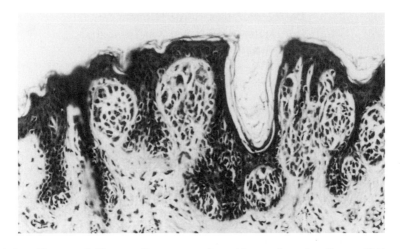

Junktions-Naevus mit Naevuszellnestern an der epidermo-dermalen Grenze. H.E.

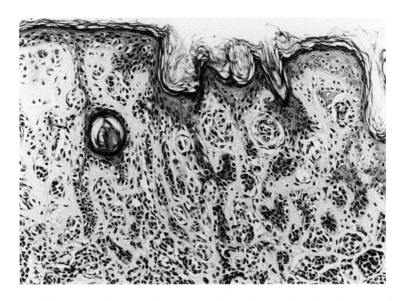

Compound-Naevus mit Naevuszellnestern an der epidermo-dermalen Grenze und im Corium. H.E.

Woher wohl diese Warzen kommen?
Die Kenntnis dessen ist verschwommen.
Wir wissen nur: In späten Jahren
Kann man sie häufiger gewahren,
Das hohe Alter ist betont,
Die Jugend bleibt zumeist verschont.

Verruköse Naevuszell-Naevi

Die Warzen aus den Naevuszellen
Sind fernerhin herauszustellen.
Ich schließe darauf jede Wette:
Kein Mensch, der keine Naevi hätte!
Wir alle sind damit beglückt,
Nur unterschiedlich stark bestückt,
Die Zahl allein ist variabel,
Mal klein, meist äußerst respektabel!

Gefaltet teils, teils abgeflacht,
Sind sie mal dunkel wie die Nacht,
Doch gibt es neben diesen schwarzen
Auch helle, gelbe, braune Warzen.

Drei Formen lassen sich beschreiben:
Bei *junktionalen Naevi** bleiben
Die Naevuszellen ganz weit oben
In jenen Grenzbereich verschoben
Von Epithel und Corium,
Dort ist ihr Territorium.

Wenn sich hingegen Naevuszellen
Im Corium hinzugesellen,
So ist ein solcher Tatbestand
Als *Naevus (Typ Compound)*** bekannt.

---

* *Junktionsnaevus*, Grenzflächen-Naevus
** *Compound-Naevus*, Verbund-Naevus

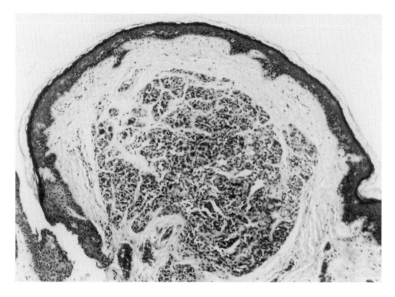

(Intra)Dermaler Naevuszell-Naevus mit Naevuszellnestern ausschließlich im Corium. H.E.

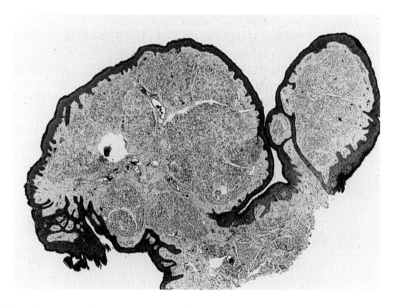

Papillomatöser (Intra)Dermaler Naevuszell-Naevus mit zahlreichen dichtgelagerten Naevuszellnestern. H.E.

Doch wenn die Zellen oben fehlen
Und nur den Sitz im Corium wählen,
Dann heißt ein solches Muttermal
Mit Fug und Recht „*intradermal*"*.

Wächst reichlich Haar aus ihm empor,
So liegt ein *Tierfellnaevus*** vor.
Beachtlich ist oft dessen Größe,
Und manchmal wird er später böse,
So dass man tunlichst nichts riskiert
Und ihn beim Kind schon exzidiert.

Die Naevi denkt man sich im Geiste
Als Zellen der neuralen Leiste,
Die sich im uterinen Leben
Auf frohe Wanderschaft begeben
Bis hin zu der basalen Schicht,
Wo ihre Wanderlust erlischt.
Dort, heißt es, sollen sie verweilen,
Danach sich aber wieder teilen
Und, ohne lange anzuklopfen,
Ins Corium nach unten „tropfen".
Dies war Herrn Unna's*** Theorie,
Auch heute noch der *dernier cri*!

Es hilft kein Jammern und Gezeter:
Wer diese wichtigsten Vertreter
Der Warzen nicht beschreiben kann,
Ist im Examen übel dran!
Selbst wenn er diese Hürde nimmt:
Die Praxis lehrt es ihn bestimmt,
Wenn er vor den Patienten steht
Und dann nicht weiß, worum es geht!

---

* *(Intra)dermaler Naevuszell-Naevus*
** Naevus papillomatosus et pilosus
*** Prof. Paul Gerson Unna (1850–1929), berühmter Dermatologe und Dermato-histologe in Hamburg

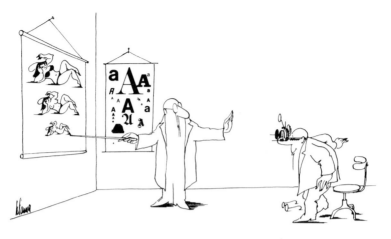

Beim Augenarzt – Karikatur von Dieter Klama. Aus Pillenfieber, Rosenheimer Verlagshaus, Rosenheim, 1988. (P.S. Aus Platzgründen ist das Original stark verkleinert. Notfalls empfehle ich Ihnen, selbst eine Brille aufzusetzen und die Schautafel genauer zu
betrachten, falls die eigene Optik dazu nicht ausreicht)

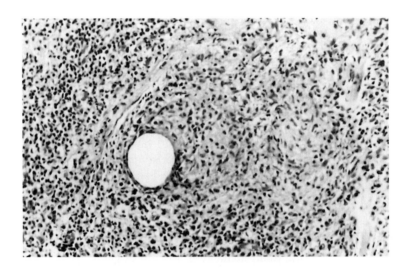

Chalazion. Links ein Fett-Tröpfchen. Die Epitheloidzellherde heben sich durch ihre
helle Farbe von der Umgebung ab. H.E.

PATHOLOGIE DES AUGES – EIN CRASH-KURS
oder
Zieh Deiner Augen Fransenvorhang auf *

Leiden, die im Auge nisten,
Sind das Feld für Spezialisten:
Manches Auge wär verloren
Ohne diese Fach-Doktoren.
Sie verordnen scharfe Brillen,
Flicken Linsen und Pupillen.
Sie eröffnen Perspektiven
Für das Heil von Konjunktiven,
Und mit Netz- und Aderhaut
Sind sie ebenfalls vertraut.

Enger ist der Kreis gezogen
Für das Heer der Pathologen:
Einen Herd der Augenlider
Schickt man ihnen hin und wieder,
Auch die Regenbogenhaut,
Wird bisweilen angeschaut,
Aber mit der Hinterkammer
Ist es meist ein großer Jammer:
Nur ein Dutzend Bulbi jährlich
Ist, mit einem Wort, zu spärlich.
Universitäten können
Sich allein Experten gönnen,
Die an vielen Bulbusscheiben
Ihre hohe Kunst betreiben,
Doch allein auf weiter Flur
Steht man in der Prosektur!

Also steigen wir hernieder
In das Reich der Augenlider:
Diese sind aus äußrer Haut
Und aus Bindehaut gebaut

---

* Shakespeare: Der Sturm I, 2 (Prospero)

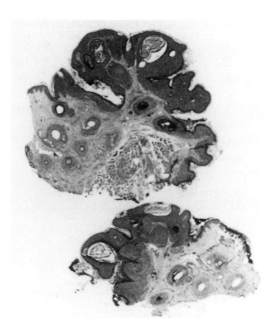

Papilläre seborrhoische Keratosen der Lidhaut. H.E.

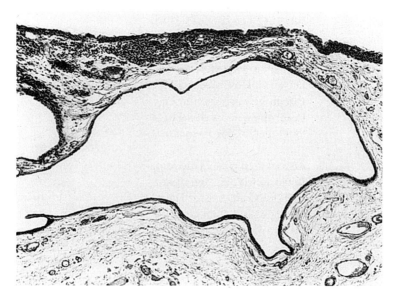

Compound-Naevus (oben, dunkle Zellen) und duktale Zysten der Lidhaut. H.E.

Jene ist der Sitz der Wimpern,
Mit der Fähigkeit zum Klimpern.
Diese deckt die Hinterseite
In der ganzen Lidesbreite
Und verteilt auf dieser Fläche
Notfalls wahre Tränenbäche.
Für die äußere Gestalt
Gibt der *Tarsus* festen Halt,
Und vom Lidrand lassen grüßen
Die bekannten *Meibom-Drüsen.*
Mit dem Talg, den sie erzeugen,
Reibungsschäden vorzubeugen,
Ist ihr Zweck, und wie man weiß,
Auch der *Drüsen vom Typ Zeis.*
Mollsche Drüsen stehen eher
Den ekkrinen Drüsen näher.

In der Krankheitsliste vorn:
Das *Chalazion (Hagelkorn)*:
Schmerzlos ist das Lid geschwollen,
Was Sie sich gut merken sollen:
Gerstenkörner (siehe unten)
Sind mit Schmerzgefühl verbunden!
Beim Chalazion sind im Herd
Leukozyten stark vermehrt.
Weiterhin sind dort zu sehen
Tröpfchen, die aus Fett bestehen.
In dem weiteren Verlauf
Treten Granulome auf,
Aufgebaut aus vielen hellen
Epitheloiden Zellen.
Falsch wär hier die Diagnose
Einer Lid-Tuberkulose!

Niemand weiß bis heut konkret,
Wie das Hagelkorn entsteht.
Ist vielleicht der erste Schritt
Talg, der ins Gewebe tritt,
Um darin die ominösen
Granulome auszulösen?

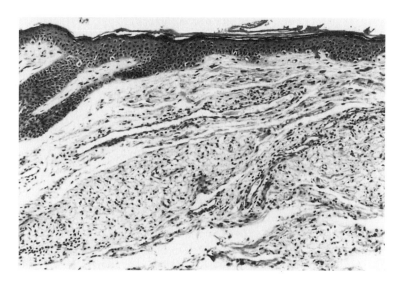

Xanthelasma des Augenlids mit zahlreichen Schaumzellen. H.E.

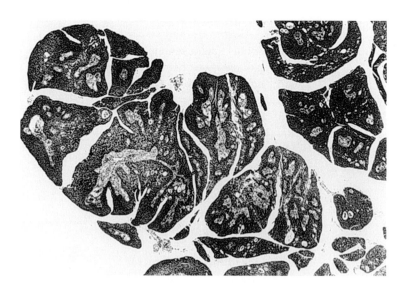

Papillom der Bindehaut. H.E.

Wie auch immer die Begründung:
Diese chronische Entzündung
Führt zum Hagelkorn am Schluss,
Das man exzidieren muss.

Anders ist der Fall hingegen
Bei dem *Gerstenkorn* gelegen
(Auf Latein wird dieser Herd
als „*Hordeolum*" gelehrt).
Die Entzündung kann von innen*
Und von außen her* beginnen.
In den Lidrand-Haarfollikeln
Kann sie sich bequem entwickeln,
Denn im Haarfollikel-Rohr
Steigen Keime leicht empor.
Daher bildet sich dann leider
Ein Abszess mit gelbem Eiter.
Wenn er übermäßig schmerzt,
Greift der Augenarzt beherzt
Zum Skalpell und sticht hinein:
Eiter weg – vorbei die Pein!

Warzen in den Augenlidern
Lassen sich wie üblich gliedern:
Zu den häufigen Befunden
Zählen in den Praxis-Stunden:
Seborrhoische Keratose
(Stets mit günstiger Prognose)
Und die *Naevi* aller Typen
(Auch kein Grund sich zu betrüben;
Anders ist's beim Melanom
Und beim Lidrand-Karzinom).

Ferner sollten Sie sich rüsten
Mit dem Wissen über *Zysten*:
Epidermiszysten sieht
Hin und wieder man am Lid,
Ferner die *duktalen Zysten*,
Die Sie gleichfalls kennen müssten.

---

* *Hordeolum internum et externum*

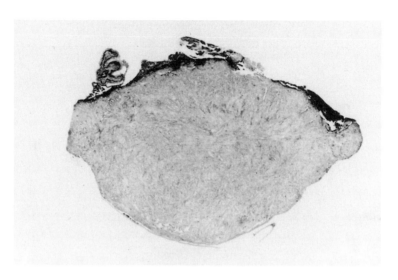

Leiomyom der Iris. H.E.

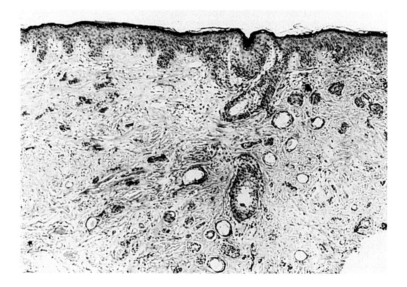

Syringom des Augenlides, ausgehend von ekkrinen Drüsen. H.E.

Manchmal wird ein Herd entdeckt,
Leicht erhaben, gelb gefleckt:
Xanthelasma heißt derselbe,
Weil ihn seine schwefelgelbe
Farbe, die er in sich trägt,
Makroskopisch treffend prägt.
Längst hat die Chemie entschieden:
Von gespeicherten Lipiden
Rührt die gelbe Farbe her.
Ein gestörter Stoffverkehr
– Störung der Lipidsynthese –
Steht im Zentrum der Genese!

Leider werden auch Tumoren
In der Haut des Lids geboren:
Hämangiome und *Lipome*,
Papillome und *Fibrome*
Findet man an diesem Ort
Und entfernt sie meist sofort.
Auf das *Syringom* der Lider
Trifft der Arzt nur hin und wieder,
Denn sehr häufig ist es nicht.
Manchmal liegt es im Gesicht,
Und hier ist sein Lieblingssitz
Beiderseits vom Augenschlitz.
Diese Lidtumoren sprießen
Aus ekkrinen Lidhautdrüsen.
Epithelbegrenzte Spalten
Pflegt der Tumor zu enthalten.
Wer ihn hat, braucht nicht zu beben:
Er gefährdet nicht sein Leben!

Das *Karunkel-Adenom*
Kriegt das Patho-Anatom
Nur als rares Phänomen
Unterm Mikroskop zu sehn.
Seine Herkunft ist ergründet,
Und die Wissenschaft verkündet
Resolut und kategorisch:

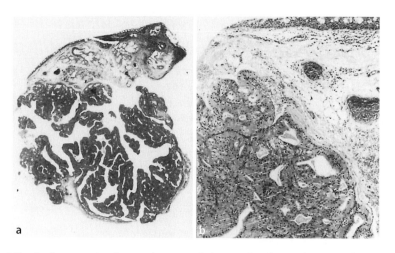

Oxyphiles (onkozytäres) Adenom der Karunkel, ausgehend von akzessorischen Tränendrüsen. a) Übersicht, b) Ausschnitt bei stärkerer Vergrößerung. H.E.

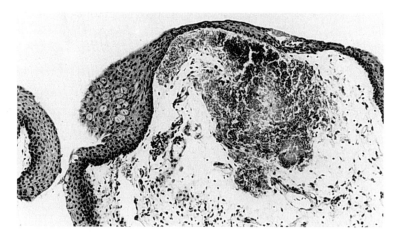

Pterygium (Flügelfell) mit Ablagerung von elastischem Material im dermalen Bindegewebe. Elastica-van Gieson

Tränendrüsen (akzessorisch)
Stellen seine Matrix dar,
Damit ist die Sache klar,
Und der Tumor der Karunkel
Liegt nicht länger mehr im Dunkel!

Eine Konjunktiva-Falte
Bildet in der Augenspalte
(Im medialen Teil speziell)
Das *Pterygium (Flügelfell).*
Seine Form ist für gewöhnlich
Einem Dreieck etwa ähnlich,
Und die Spitze weist konstant
Auf den kornealen Rand.
Wächst auf diesen es hinüber,
Wird das Sehfeld leider trüber,
Und man muss es drum beizeiten
Aus der Konjunktiva schneiden.
Das Pterygium stört die Sicht,
Doch ein Tumor ist es nicht!
Vielmehr findet man lokal
Elastin. Dies Material
Sieht man zwar schon bei H.E.,
Besser doch bei EvG.
Und ich muss betrübt bekennen:
Niemand weiß den Grund zu nennen,
Dass der Körper isoliert
Elastin hier deponiert!*

Damit endet dies Kapitel,
Und entsprechend seinem Titel
Nur als Crash-Kurs, kurz und bündig.
Sicher werden Sie schnell fündig,
Wenn Sie jetzt aus dicken Werken
Dieses Basis-Wissen stärken!

---

* Immunhistochemisch reagiert das abgelagerte Material mit Antikörpern gegen Elastin, Mikrofibrillen und Amyloid P

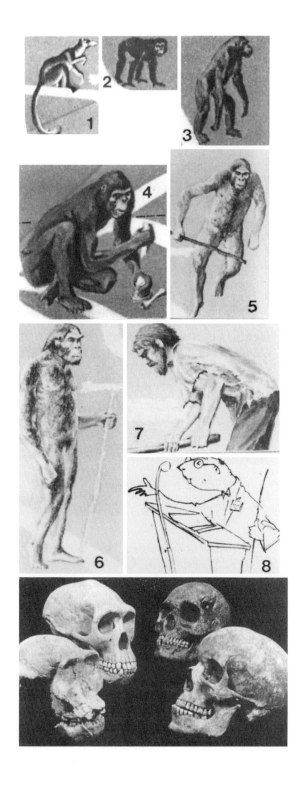

FEHLBILDUNGEN
oder
No Body is Perfect

Seit der Mensch das Paradies,
Nach dem Sündenfall verließ,
Hat er in den langen Jahren
Manche Änderung erfahren:

Anfangs glich er noch den Vettern,
Welche auf die Bäume klettern,
Seine Haltung war gebeugt,
Wie die Wissenschaft bezeugt.
Später lernte er zu stehen,
Aufrecht durch die Welt zu gehen,
Und sein primitiver Schädel
Wurde wohlgeformt und edel.
Hinter der gewölbten Stirn
Bildete sich ein Gehirn,
Das mit messerscharfem Denken
Anfing, diese Welt zu lenken:

Der Weg zum Menschen (1–7 nach G. Haaf: Adam und Eva, Ursprung und Entwicklung des Menschen. Präsentverlag Gütersloh, 1982; 8 aus A. Schäffer: Pillen, Puls und Professoren. Ärzte-Verlag, Hamburg, 1956)

1 = Spitzhörnchenähnlicher Insektenfresser + 2 = Dryopithecus (Proconsul) + (vor ca. 20 Mill. Jahren). 3 = Ramapithecus + (vor ca. 15 Mill. Jahren). 4 = Australopithecus afarensis + (vor ca. 6–10 Mill. Jahren). 5 = Homo habilis + (vor ca. 2 Mill. Jahren). 6 = Homo erectus + (vor ca. 1,5 Mill. Jahren). 7 = Cro Magnon-Mensch (Homo sapiens, vor ca. 50 000 Jahren). 8 = Homo sapiens der Neuzeit (Kongressvortrag: „In einem Fall erzeugten wir sogar 72 g Tumor bei nur 20 g Maus"). + = Ausgestorbene Arten

Die Ahnengalerie der Totenschädel repräsentiert zwei Millionen Jahre Menschheitsgeschichte: Homo habilis (links), Homo erectus, Cro-Magnon-Mensch, Homo sapiens (ganz rechts). (Aus: G. Haaf: Adam und Eva. Präsentverlag, Gütersloh, 1982)

Anfangs schlug er mit der Keule
Seinen Gegnern eine Beule,
Später hat er Pfeil und Bogen
Für den Zweikampf vorgezogen.
Jede Art von Kugelspritzen
(Samt Kanonen und Haubitzen)
Hat er auf dem Weg zur Macht
Sich in Folge ausgedacht.
Zwei Jahrtausende nach Rom
Spaltete er das Atom
Und verpulvert für Raketen
Heute Berge von Moneten.
Selbst der Weltraumkrieg der Sterne
Lag nicht mehr in weiter Ferne:
Liebe nein, doch Himmelsmacht –
Kurz, er hat es weit gebracht!

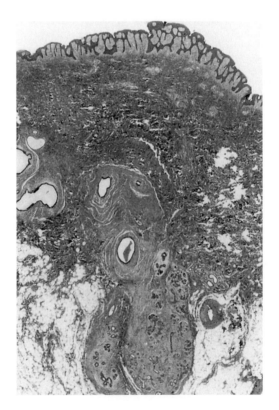

27-jährige Frau. Akzessorische Mamille aus der Bauchhaut. H.E.

II.

Dabei blieb er unvollkommen,
Und er registriert beklommen
Oft in jungen Jahren schon
Fehler seiner Konstruktion.
Manchmal kommt der Schöpfungsplan
Gleichsam auf die schiefe Bahn,
Und von solcherlei Geschichten
Will ich Ihnen nun berichten:

Mal sind die Organe drastisch
Hypo- oder *hyperplastisch.*
„Hypo-" heißt: zurückgeblieben,
„Hyper-": Wachstum übertrieben:
Lungen, Leber, Milz und Nieren
Kann zum Beispiel dies passieren.
Ist die Größe stark vermindert,
Wird auch die Funktion behindert.

Gibt's zwar die Organanlage,
Aber steht es außer Frage,
Dass die Fortentwicklung ruht,
Dass sich also gar nichts tut,
Spricht der Arzt von *„Aplasie".*
Schließlich: Zur *„Agenesie"*
Wird der schlimme Fall gezählt,
Wenn auch dieser Rest noch fehlt.

Umgekehrt gibt's manches Mal
Dinge in der Überzahl,
Und man tauft sie kategorisch
Auf den Namen *„akzessorisch".*
Nur ein Beispiel will ich nennen:
Manchmal können wir erkennen
„Akzessorische Mamillen":
Jene gibt es, nicht zum Stillen,
In der Brusthaut, aber auch
Hin und wieder mal am Bauch.

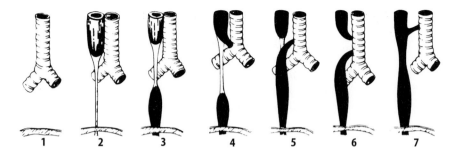

Ösophagusatresie mit Ösophagotrachealfistel (schematische Darstellung).
Modifiziert aus: U. Bettendorf, Ösophagus. In: W. Remmele (Hrsg) Pathologie, Bd. 2,
Springer, Berlin Heidelberg New York Tokyo, 1984, S. 91

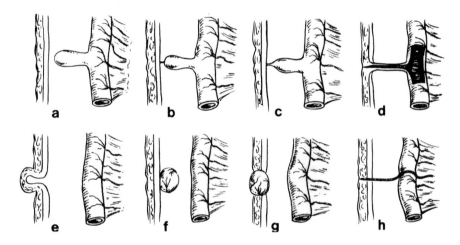

Anomalien des Ductus omphalo-entericus (schematische Darstellung).
Aus: W. Remmele: Dünndarm. In: W. Remmele (Hrsg) Pathologie, Bd. 2, Springer, Berlin Heidelberg New York Tokyo, 1984, S. 257

Manchmal ist bei Hohlorganen
Eine Lichtung nur zu ahnen
Oder in extremen Fällen
Überhaupt nicht festzustellen.
Nach der Terminologie
Heißt der Zustand „Atresie".
Speiseröhre, Gallengänge
Existieren nur als Stränge,
Ureteren, Samenleiter,
Darm und Anus und so weiter –
Dies und mehr noch ist betroffen
Und verschlossen anstatt offen:
Nur beherztes Operieren
Kann die Atresie kurieren!

III.

Nach dem uterinen Leben
Kann es ferner sich begeben,
Dass Strukturen fortbestehen,
Die sonst rasch zugrundegehen.
Was man hier erwähnen muss,
Ist der mangelnde Verschluss
Eines Ganges, des *Ductus
omphalo-entericus.*

Dieser führt vom Dünndarm stracks
Hin zum Sitz des Dottersacks.
Früh schon endet seine Pflicht,
Und der Körper macht ihn dicht,
Manchmal aber klappt dies nicht,
Und man lernt im Unterricht:

Bleibt das *nabelnahe* Stück
Als ein Fistelgang zurück,
Nennt man dieses Rudiment
„*Nabelfistel*" konsequent.

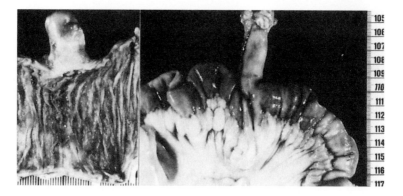

Verschiedene Formen des Meckelschen Divertikels. Aus: W. Remmele: Jejunum, Ileum. In: W. Remmele (Hrsg) Pathologie, Bd. 2. Springer, Berlin Heidelberg New York Tokyo, 1984, S. 258

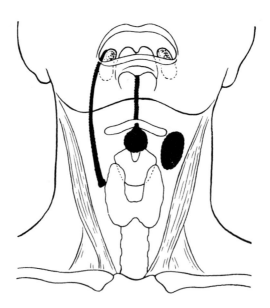

Laterale und mediane Halsfisteln (-zysten). Laterale Fisteln sind Reste der 2. Schlundtasche, mediane Fisteln Reste des Ductus thyreoglossus. Aus: H.G. Boenninghaus Hals-Nasen-Ohrenheilkunde für Medizinstudenten, 9. überarb. Aufl. Springer, Berlin Heidelberg New York Tokyo 1993

In der Bauchwand ist dagegen
Stets das *Mittelstück* gelegen,
Und der Patho-Anatom
Spricht vom „*Enterokystom*".
Denn der Rückstau des Sekrets
Hat die gleiche Folge stets:
Durch den Druck der Flüssigkeit
Wird das Lumen mit der Zeit
Bis zur Zyste dilatiert,
Die als Tumor imponiert.

Auf dem Darm, gleich einem Pickel,
Sitzt das „*Meckel-Divertikel*",
Kurz bevor das Darmpaket*
In das Zökum übergeht.
Einmal kürzer, einmal länger,
Einmal weiter, einmal enger,
Steht es schon seit langem fest
Als der inn're Ductus-Rest.
Allerlei Gewebesorten
Kann man in der Wandung orten:
Magenschleimhaut sieht man oft,
Daraus kann dann unverhofft
Selbst ein Ulkus resultieren,
Bluten und auch perforieren!
In der Divertikelwand
Ist auch Pankreas bekannt,
Und es werden selbst Tumoren
In der Meckel-Wand geboren
(Was man häufig dabei sieht,
Ist das Darm-Karzinoid).
Kurz: Die Divertikelwand
Ist besonders int'ressant,
Doch sie macht uns Gott sei Dank
Nur ganz ausnahmsweise krank!

---

* Dünndarm-Konvolut

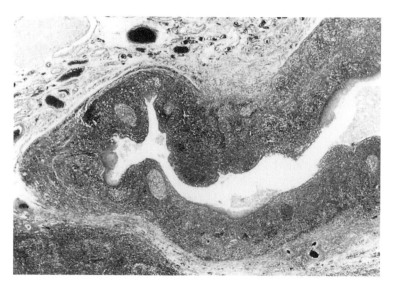

Querschnitt durch eine laterale Halsfistel mit lymphatischem Gewebe in der Wand. H.E.

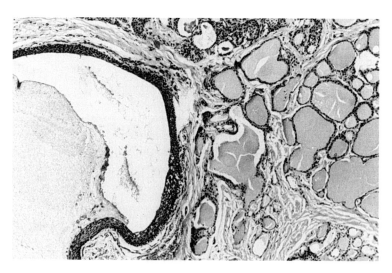

Querschnitt durch die Wand einer medianen Halsfistel mit Schilddrüsengewebe in der Wand. H.E.

IV.

Aus dem Wasser kommen wir,
Wasser ist das Elixier,
Wo das Leben einst entstand.
Später gingen wir an Land,
Aber aus Amphibienzeiten
Blieben manche Eigenheiten
Bis in unsre Zeit bewahrt:
Als Exempel dieser Art
Haben sich die *Kiemenspalten*
Noch beim Embryo erhalten,
Wenn auch nur als Rudimente.
Früh schon gehen sie in Rente.

Nur bisweilen sieht man noch
Lateral am Hals ein Loch,
Eine Fistel endet hier,
Und schon lange wissen wir,
Dass sie sich als Kiemenrest
Einwandfrei erklären lässt.
Daher werden Sie versteh'n
Die Bezeichnung „*branchiogen*".
Selten führt vom Fistelmund
Der Kanal bis in den Schlund,
Denn die meisten Fisteln sind
Inkomplett und enden blind.

Ganz verschied'nes Epithel
Formt ihr inneres Paneel:
Manchmal gibt es Flimmerhärchen,
Zart und seidig, wie im Märchen,
Pflaster- und Zylinderzellen
Findet man an and'ren Stellen.
Lymphgewebe mit Follikeln
Pflegt das Ganze einzuwickeln,
In der Fistel-/Zystenwand
Bildet es ein breites Band.

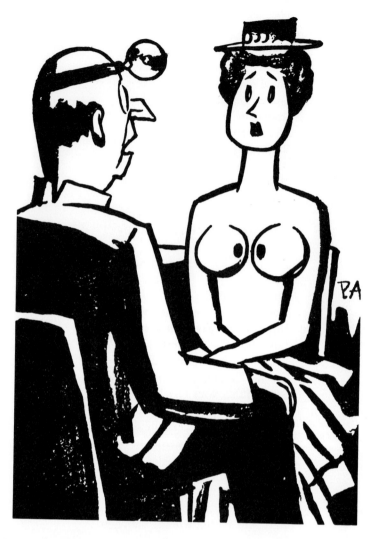

Zum Thema „Dystopie":

„Waren Sie schon beim Augenarzt?"

Karikatur von Peter Arno (1944).
Aus: Helmut Vogt: Medizinische Karikaturen von 1800 bis zur Gegenwart. J. F. Bergmann, München, 1980

Manchmal mündet zervikal
Noch ein anderer Kanal:
Diese Fistel liegt *median*,
Denn nach dem Entwicklungsplan
Bildet sie sich schon sehr früh
Aus dem Rest des *Ductus thy-
reoglossus*, der konkret
Aus dem Entoderm entsteht.
Drum liegt ihr besonders nah
Die Thyreoidea.
Bei dem Bau der Zystenwand
Wirken beide Hand in Hand:
Stellen sich Follikel dar,
Ist die Diagnose klar!

V.

Wenn der liebe Gott gestresst
Eine Masche fallen lässt,
Trifft es jegliches Organ,
Von der Zehe bis zum Zahn.
An den Chromosomenfäden
Sieht man jede Art von Schäden.
Manchmal macht ein Chromosom
Sich davon wie ein Phantom,
Und die Chromosomenzahl
Ist dann kleiner als normal.
Manchmal ist sie umgekehrt
Um ein Chromosom vermehrt,
Und in allen beiden Fällen
Pflegt sich Arges einzustellen.

Manchmal geht bei der Mitose
Auch noch and'res in die Hose:
Chromosomen, erst gesplittet,
Werden über Kreuz gekittet.
Bei dem neuen Zweigespann
Spricht man von „*Cross-over*" dann.
Oder: Abgesprengte Stücke
Hinterlassen eine Lücke –
Fehler gibt es massenhaft,
Als Objekt der Wissenschaft.

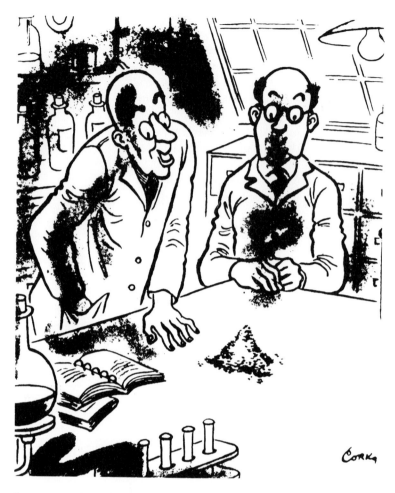

Zum Thema „Fortschritt der Forschung": „Natürlich braucht niemand einen dehy-drierten Elefanten, aber es ist doch schön zu sehen, was wir machen können."

Karikatur aus Saturday Evening Post, USA (aus: Helmut Vogt: Medizinische Karikaturen von 1800 bis zur Gegenwart. J. F. Bergmann, München, 1980)

Doch nicht nur das Chromosom
Wird beforscht: auch das Genom.
Vormals eine leere Szene,
Füllt der Katalog der Gene,
Die der Mensch zu eigen hat,
Sich allmählich, Blatt um Blatt.
Schon so manchen Gendefekt
Hat die Wissenschaft entdeckt,
Ja, sogar schon ausprobiert,
Wie man diesen repariert –
Zweifellos ein hohes Ziel,
Doch zugleich riskantes Spiel!

*

Nun, die Suche nach Erkenntnis
Zählt zu jenem Selbstverständnis,
Das die Forschung reklamiert,
Was auch immer dann passiert.
Forschung ist wie Leistungssport:
Immer schneller, höher, weiter:
Gott sei Dank: Ja? Oder: leider?

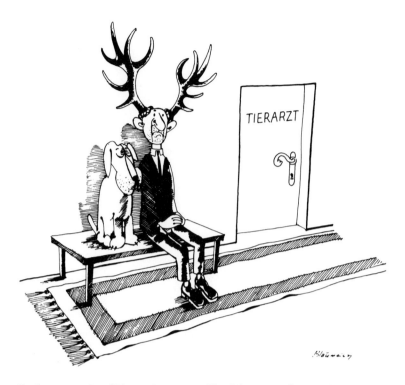

Karikatur von Josef Blaumeiser. Aus: Pillenfieber, 2. Aufl. Rosenheimer Verlagshaus

EIN PFERD IST AUCH NUR EIN MENSCH
oder
Ein Platz für Tiere

Meine Damen, meine Herr'n,

Sicher hören Sie es gern:
Das Semester endet heute!
Reich ist Ihre Wissensbeute,
Die ich Ihnen eingebleut:
Um den Menschen ging's bis heut'.
Jetzt, in dieser letzten Stunde
Geht's um Katzen und um Hunde!
Wer ein Tier sein eigen nennt,
Kennt es oft auch als Patient:
Ein bestimmtes Basis-Wissen
Sollte er daher nicht missen.

Merken Sie sich diesen Satz:
Mensch ist nicht gleich Hund und Katz!
Wohlbekannte Hundeleiden
Pflegen Menschen ganz zu meiden,
Andere, bei Menschen häufig,
Sind bei Hunden kaum geläufig.
Schreiben Sie in Ihr Brevier:
Mensch ist Mensch, und Tier ist Tier!

Zu den häufigen Befunden
Zählt der Tierarzt bei den Hunden
Mischtumoren an den Zitzen,
Wo sie oft multipel sitzen.
Diese Art von Brusttumoren
Lässt uns Menschen ungeschoren
(Jedenfalls: bei Frau und Mann
Trifft man sie höchst selten an).
Mesenchym und Epithel
Wuchern dabei parallel,

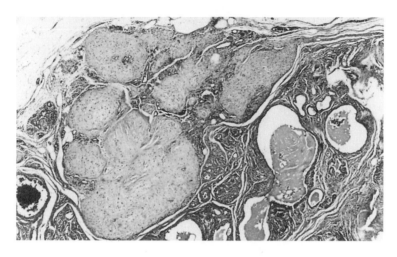

Mamma-Mischtumor beim Hund. Links knolliges Knorpelgewebe, rechts epithelialer Anteil mit Zystenbildungen. H.E.

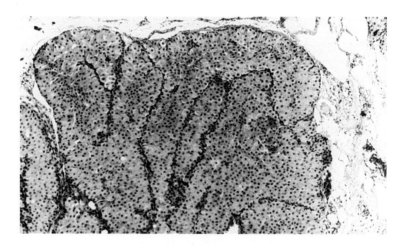

Perianaldrüsentumor (Tumor der hepatoiden Drüsen), Hund. Gleichförmige große, breitplasmatische Zellen (Zytoplasma im Original leuchtend-rot). H.E.

Häufig trifft man auf fokale
Knorpel-Knochen-Areale.
Invasion und Atypien
Sind als negativ verschrie'n,
Aber selbst bei reifen Typen
Muss man sich in Vorsicht üben,
Weil auch diese Form zuletzt
Manchmal Metastasen setzt.

Ein besonderes Gebaren
Ist beim Hund das „Schlittenfahren":
Drüsen vom analen Rand
Sind dabei oft imposant
Weithin sichtbar angeschwollen.
In dergleichen Tumorknollen *
Sind die Zellen jederzeit
Eosinophil und breit,
Uniform (drum unverdächtig
Und mitnichten niederträchtig).
Meistens pflegen alte Rüden
Solche Knoten auszubrüten:
Eine hormonelle Störung
Ist die mögliche Erklärung.

Doch auch bei den Hundedamen
Gibt es hormonelle Dramen
Durch die Überproduktion
Des Hormons Progesteron:
Corpus-luteum-Persistenz
Fördert nämlich die Tendenz
Der normalen Corpusdrüsen,
Ungehemmt ins Kraut zu schießen.
Hierbei pflegt sich in den Zellen
Auch das Plasma aufzuhellen,
Und so gleicht das Bild zum Schluss
Dem graviden Uterus –

---

* Perianaldrüsentumor (Tumor hepatoider Drüsen)

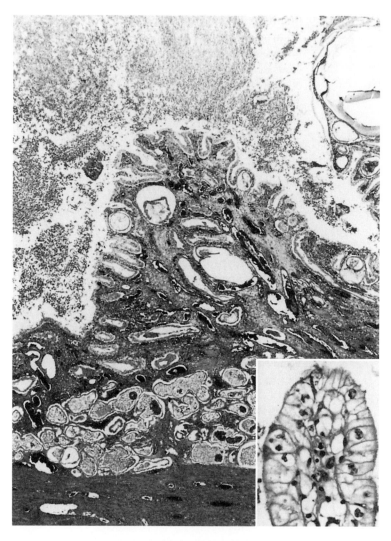

Scheinschwangerschaft mit Pyometra bei einer 6-j. Deutsch-Drahthaar-Hündin. Hoch-gradige polypoide Hyperplasie des Endometrium mit Zystenbildungen und eitrigem Exsudat im Cavum uteri. Inset: Kuppe einer Schleimhautfalte mit hochsezernierenden Epithelien. H.E.

Eine *Pseudoschwangerschaft*
Ist nicht länger zweifelhaft!
Keime können aszendieren
Und die Schleimhaut okkupieren.
Schließlich wandern obendrein
Leukozyten in sie ein,
Und es bildet sich, o Graus,
Eine *Pyometra* aus.
All die Leukozytenmassen
Kann der Uterus kaum fassen,
Denn verschlossen allzumal
Ist der Zervikalkanal.
Ist die uterine Wand
Bis zum Äußersten gespannt,
Darf man keine Zeit verlieren
Und muss schleunigst operieren.

Manchmal wird bei jungen Hunden
Eine Tumorart gefunden
Namens *Haut-Histiozytom**:
Den Verdacht auf ein Sarkom
Weckt der Tumor oft zunächst,
Weil er in die Tiefe wächst
Und dort völlig ungeniert
Die Subkutis *infiltriert*.
Zweitens pflegt man auf *Mitosen*
In dem Tumorherd zu stoßen,
Und zum dritten wächst er *schnell*
In dem weichen Hundefell.
Doch es bleiben manche Fragen:
Zwar entsteht er binnen Tagen,
Doch so rasch, wie er entstanden,
Kommt er meistens auch abhanden,
Denn er bildet sich zum Glück
In der Regel bald zurück.**

---

* Kanines kutanes Histiozytom
** Dies gilt nur für junge Hunde. Bei alten Hunden kann sich der Tumor maligne
verhalten

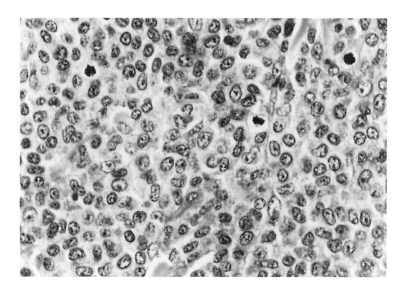

Kanines kutanes Histiozytom. H.E.

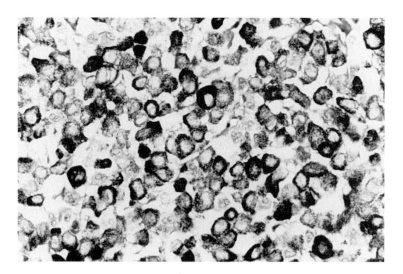

Mastzellentumor der Haut. Die tief-dunkelviolette Granulation im Zytoplasma erscheint im Schwarzweißbild schwarz. Die lockeren Zellkerne heben sich als blasse Gebilde davon ab. Giemsa

Klarheit wird bis heut vermisst,
Ob's ein echter Tumor ist,
Auch die Herkunft seiner Zellen
Muss man noch in Frage stellen.

Bei den *Mastzellen-Tumoren**
Grübeln viele Professoren,
Wie sich ihre Dignität
Aus der Zellstruktur verrät.
Liegt es an der Mastzellgröße,
Ob sie gut sind oder böse?
Sind's die Granula der Zellen,
Welche diesen Punkt erhellen?
Dieser Tumor (meist am Rücken)
Hat, man sieht es, seine Tücken:
Vorher weiß man nie bestimmt,
Wie er sich zum Schluss benimmt.
Metastasen sind zwar selten,
Doch man muss den Tierarzt schelten,
Wenn er ihn nicht routiniert
Im Gesunden exzidiert.

Welche Punkte unterscheiden
Ärzte für humane Leiden
Vom Kollegen Veterinär?
Beispielsweise das Salär:

Bei den Tieren gibt es keine
Kassenüberweisungsscheine,
Kein gekürztes Honorar,
Jedermann zahlt hier in bar!
Möpse, Dobermänner, Teckel:
Kein Budget mit einem Deckel!
Bei erhöhtem Kosten-Trend
Kein Geschrei im Parlament!
Katzen, Hunde, Mäuse, Enten:
Alles nur Privatpatienten!

Daher frag ich mich: Warum
Satteln wir nicht alle um?

---

* Mastzellentumor („Mastozytom")

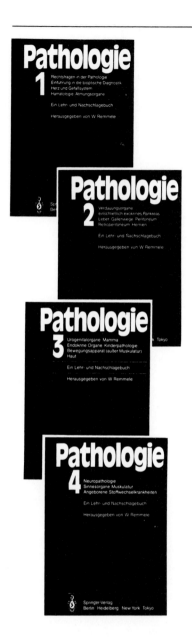

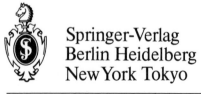

Springer-Verlag
Berlin Heidelberg
New York Tokyo

Bekanntlich ist das Bücherschreiben,
Ein Ding, das viele Ärzte treiben:
Man sieht es an den Bücherscharen
Vom Fachbuch bis zu Memoiren!
Im Angesicht so vieler Bücher
Benötigt man den rechten Riecher,
Um seine Leser zu erfreuen:
Man darf nichts Altes wiederkäuen,
Nicht nur die alten Lieder singen:
Man muß auch mal was Neues bringen!

Das Werk, das wir beglückt enthüllen,
Soll eine echte Lücke füllen,
Die sich, wenn man den Markt ergründet,
Bei Pathologen-Büchern findet:

Die meisten lassen es bewenden
Beim Unterrichten der Studenten,
Und dabei läßt sich nicht vermeiden:
Man muß sich irgendwie bescheiden,
Man kann nicht alles dort berichten,
Man muß auf mancherlei verzichten.

Dann gibt es auf der andren Seite
Das Handbuch in gewohnter Breite:
Geschrieben nur für Spezialisten,
Komplett nach endlos langen Fristen,
Zwar abzugsfähig bei der Steuer,
Doch immer noch entsetzlich teuer!

Dazwischen klafft besagte Lücke:
„Pathologie" – sie schlägt die Brücke,
Sie soll als Lehr- **und** Handbuch dienen.
Ihr Preis: Nur einige Zechinen.
Ihr Inhalt: Komprimiertes Wissen,
Man soll nichts Wichtiges vermissen.
Die Form: Geprägt durch das Bestreben,
Was lehrreich ist, hervorzuheben,
Durch dieses nützliche Verfahren
Das lange Suchen zu ersparen,
Das man als lästig stets empfindet,
Wenn man was sucht und es nicht findet!
Auch ist der Leser gut beraten,
Der auf der Suche nach Zitaten
Sich weiter fortzubilden trachtet:
Auch darauf wurde streng geachtet!

So ist das Werk nicht nur bezogen
Auf jede Art von Pathologen,
Es soll auch anderen Ärzten nützen
Und sie im Alltag unterstützen,
Und schließlich soll es sich auch wenden
An jene Medizin-Studenten,
Die nicht nur in den Kneipen süffeln
Und nicht nur fürs Examen büffeln.

Wer jetzt nicht zugreift, der vergißt,
Daß es demnächst vergriffen ist!

NUR MUT, JUNGER FREUND
oder
Per aspera ad astra

Das Wort „Student" kommt von Studieren –
Im Klartext wird damit gesagt:
Man muss den Hörsaal frequentieren
Und sich aus Büchern informieren,
Denn irgendwann wird nachgefragt!

Dann steht er da, mit leeren Händen,
Der vorher nur gefaulenzt hat!
Dies Schicksal gilt es abzuwenden
Mit Wissen aus gelehrten Bänden
(Ein Beispiel zeigt das linke Blatt).

◄──

Hätten Sie so etwas für möglich gehalten?

Nachdem das linksseitig genannte Werk fertiggestellt war, rief mich eines Tages ein
Herr der Werbeabteilung des Verlages an: ob ich nicht einen gereimten Text für die
Verlags-Hauszeitschrift schreiben könne. Natürlich sagte ich nicht Nein. Aber kurze
Zeit später fiel mir förmlich der Unterkiefer herunter, als ich zum Internistenkongress
1985 die Wiesbadener Rhein-Main-Halle betrat: Dort lag dieser Text als Werbepro-
spekt aus! Vermutlich war dies das erste und einzige Mal in der Medizingeschichte,
dass ein ernstgemeintes Werk der Leserschaft à la Wilhelm Busch vorgestellt wurde

Originell war sie ja, die Idee – und ich ziehe noch immer den Hut vor dem Mitarbei-
ter des Verlages, der es riskierte, in dieser Form für das Buch zu werben

Übrigens: Derzeitig beginnen die Arbeiten an der 3. Auflage!

From the Department of Surgery,
Karolinska Institute, Huddinge University Hospital,
S-141 86 Huddinge, Sweden

THE UPPER GASTROINTESTINAL MICROFLORA IN RELATION TO GASTRIC DISEASES AND GASTRIC SURGERY

by

Svante Sjöstedt

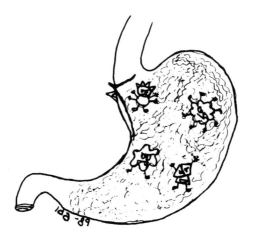

Stockholm 1989

Habilitationsschriften müssen keineswegs stets tödlich ernst gestaltet sein. Man sollte sie dann allerdings vorsichtshalber in Schweden einreichen:

Titelblatt einer Arbeit aus der Karolinska-Universitätsklinik Stockholm (Acta chir scand, suppl 551, 1989)

Studenten einst – dann Arzt-Kollegen:
Noch ist die Zukunft schemenhaft.
Nun heißt es, auf getrennten Wegen
Die eignen Neigungen zu pflegen
In Praxis, Klinik, Wissenschaft.

Von allen Medizinstudenten
Beschreitet nur ein kleiner Teil
Den Weg zum Hochschul-Assistenten
Und Universitäts-Dozenten:
Ich wünsche dazu Waidmannsheil!

Zu diesem Thema kann ich sagen
Als einer, der die Hürden kennt:
Nur Mut! Und keinesfalls verzagen!
Wer etwas will, muss etwas wagen!
Auch Virchow war dereinst Student!

Der Weg auf der Karriereleiter
Ist dornenreich, nicht daunenweich:
Die Stimmung ist nicht immer heiter,
Auch geht es nicht bei jedem weiter
Bis in das höchste Himmelreich:

Denn aus der Masse der Dozenten,
Die eine Hohe Schule kalbt,
Wird ob der vielen Konkurrenten
Mit ihrer Fülle an Talenten
Am Ende nur ein Teil gesalbt.

Anfang der 70er Jahre forderte das Deutsche Ärzteblatt seine Leser auf, medizinische Limericks einzusenden. Der nachfolgende Text, eingeschickt von einem gewissen Dr. E. Lemmer, galt dem heißen Thema der Habilitation:

Die Habilitation ist beschwerlich,
Doch leider bis heut unentbehrlich:
Wie jedermann weiß,
Ist für Rückgrat und Steiß
Die Sache besonders gefährlich!

... was auch die Erfahrung anderer Kollegen zu sein scheint, z. B. des Hamburger Arztes Dr. A. Schäffer („Pillen, Puls und Professoren", Hamburger Ärzteverlag 1956):

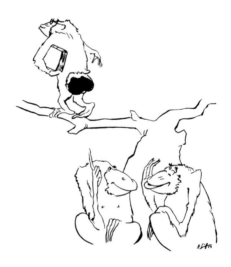

„Was hat der für beneidenswerte Gesäßschwielen?"
„Kein Wunder, er hat sich gerade habilitiert!"

Wer dies erreicht, tritt aus der Masse
In jenen hochillustren Kreis
Der absoluten Spitzen-Asse
Und zählt fortan zu einer Klasse,
Die niemals irrt und alles weiß!

Nur Mut! Es lohnt sich anzupacken:
Ihr Einsatz heißt bei diesem Spiel,
Sich ohne Unterlass zu placken –
Drum machen Sie sich auf die Hacken
Und auf den Weg zum großen Ziel!

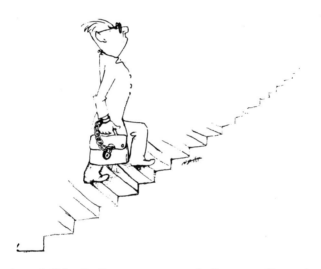

„Die Habilitationsschrift" – Karikatur von Dr. A. Schäffer aus: „Pillen, Puls und Professoren", Hamburger Ärzteverlag, 1956

Danksagung

Die nachfolgenden Firmen haben die Publikation des Bandes durch Schalten einer Anzeige unterstützt:
- Altana-Pharma AG, 78467 Konstanz
- Astra-Zeneca GmbH, Wedel, 22880 Wedel
- Carl Roth GmbH & CoKG, 76185 Karlsruhe

Folgende beiden Firmen haben mit einem Geldbetrag zur kostengünstigen Herstellung des Buches beigetragen:
- Carl Zeiss Jena GmbH, 07440 Jena
- Ventana Medical Systems Deutschland GmbH, 81243 München

Allen Unternehmen danke ich herzlich für die finanzielle Unterstützung.

*

Den folgenden Verlagen danke ich für die Genehmigung, Abbildungen aus Büchern ihres Verlagsprogrammes in den Band übernehmen zu dürfen:

Hamburger Ärzteverlag GmbH, Hamburg
Hogrefe & Huber, Bern
Jungjohann-Verlagsgesellschaft Neckarsulm-München
Rosenheimer Verlagshaus Alfred Förg GmbH & Co KG, Rosenheim
F. K. Schattauer Verlagsges. mbH, Stuttgart – New York
Petra Schramm (Edition Rarissima), Taunusstein
Springer-Verlag, Heidelberg
Steinkopff Verlag, Darmstadt
Georg Thieme-Verlag K.G., Stuttgart

Bei einigen Büchern konnten die *heutigen Verlagsanschriften nicht mehr ermittelt* werden, daher kann ich mich nur an dieser Stelle bedanken:
- Präsent-Verlag, Gütersloh
- Verlag F. W. Peters, Berlin

Ferner danke ich einer Reihe von Karikaturisten, deren Zeichnungen in den Band aufgenommen wurden. Die Namen der Autoren und die Titel der Buchpublikationen, in denen sie erschienen sind, habe ich bei den einzelnen Abbildungen vermerkt.

Ohne die bereitwillig gewährte Hilfe auch von vielen anderen Seiten wäre der Band nicht zustandegekommen. Ich bedanke mich herzlich bei

- Frau L. Kunkler, der Fotografin unserer Klinik, für die fototechnischen Arbeiten
- Frau Nesrin Schlempp-Ülker, Grafik/Design, Dozentin an der Fachhochschule Wiesbaden, für die – überdies unter Verzicht auf ein Honorar angefertigte – Umschlagszeichnung
- Frau Dr. A. Weber, Assistenzärztin meines Institutes, für die Anfertigung der meisten makroskopischen Aufnahmen
- Frau Prof. Dr. G. Dallenbach-Hellweg (Mannheim), Frau Dr. D. Köllner (Mainz), Frau B. Montenbruck (Heidelberg), sowie den Herren Prof. Dr. H.J. Arndt (HSK Wiesbaden), Prof. Dr. H.-G. Boenninghaus (Heidelberg), Prof. Dr. F. Borchard (Düsseldorf), Prof. Dr. A. Fesseler (Univ.-Zahnklinik Mainz), Prof. Dr. F. Graser, Prof. Dr. M. Köllermann und Prof. J. Metz (HSK Wiesbaden), Prof. Dr. P. Malfertheiner (Magdeburg), Prof. Dr. K.H. Müller-Hermelink (Würzburg), Dr. H. Müller-Lobeck (DKD Wiesbaden), Prof. Dr. H.F. Otto (Heidelberg), Prof. Dr. G.E. Schubert (Wuppertal), Prof. Dr. M. Stolte (Bayreuth), Drs. G. Vogel und H.H. Schmohl (Marl) sowie Prof. Dr. H.H. Wolff (Lübeck) für die freundliche Überlassung von Zeichnungen, fotografischen Aufnahmen und histologischen Präparaten
- den Pathologen Prof. Dr. Blümcke (Berlin), Prof. Dr. M. Dietel (Kiel/Berlin), Prof. Dr. R. Fischer (Köln), Prof. Dr. U. Löhrs (München), Prof. Dr. K.M. Müller (Bochum) und Prof. Dr. H.F. Otto (Heidelberg) sowie Herrn Chefarzt a.D. Dr. W. Paulus (Wiesbaden) für die kritische Durchsicht von Teilen des Manuskriptes und wertvolle Änderungs- und Ergänzungs-Ratschläge für die 1. Auflage.

Bei der 3. Auflage haben mich – in alphabetischer Reihenfolge – folgende Kolleginnen und Kollegen unterstützt, vor allem mit Hinweisen zu aktuellen Entwicklungen in der Klinik und Pathologie sowie bei der Suche nach geeigneten Abbildungen zu neuen Kapiteln bzw. durch die Überlassung von makro- und mikroskopischen Aufnahmen:

- Frau Dr. S. Braun, komm. Chefärztin des Institutes für Pathologie und Zytologie der HSK Wiesbaden, sowie
- Herr Dr. Th. Fink und Herr Dr. Chr. Marko aus dem gleichen Institut
- Herr Ltd. OA Dr. G. Mayer, Med. Klinik II der HSK
- Herr Prof. Dr. J. Metz und Frau Dr. S. Engelhardt (Hautklinik der HSK)
- Herr Prof. Dr. K.-M. Müller und Herr Dr. T. Wiethege (Inst. f. Pathologie der Berufsgenossenschaftlichen Kliniken Bergmannsheil, Univ.-Klinik, Bochum)
- Herr Prof. Dr. H.-K. Müller-Hermelink (Inst. f. Pathologie der Univ. Würzburg) und
- Herr Prof. Dr. M. Stolte (Inst. f. Pathologie der Städtischen Kliniken Bayreuth).

Ihnen allen gehört mein herzlicher Dank, ebenso
- wiederum Frau L. Kunkler (Fotografin der HSK) und
- Herrn G. Pietzonka (Senckenbergische Univ.-Bibliothek, Frankfurt am Main).

Für die Genehmigung, zahlreiche Abbildungen aus dem von ihm herausgegebenen Werk „Hernien" (Thieme-Verlag Stuttgart) übernehmen zu dürfen, danke ich außer dem Verlag besonders herzlich
- Herrn Prof. Dr. V. Schumpelick, Direktor der Chirurgischen Univ.-Klinik Aachen.